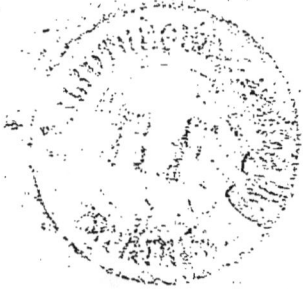

MÉMOIRE

OU

CONSIDERATIONS

SUR

LES SOURDS-MUETS

DE NAISSANCE.

Décret concernant les Contrefacteurs, rendu le 19 Juillet 1793, l'An II de la République.

La Convention nationale, après avoir entendu le rapport de son Comité d'Instruction publique, décrète ce qui suit :

Art. IV. Tout Contrefacteur sera tenu de payer au véritable Propriétaire une somme équivalente au prix de trois mille exemplaires de l'Edition originale.

Art. V. Tout Débitant d'Edition contrefaite, s'il n'est pas reconnu Contrefacteur, sera tenu de payer au véritable Propriétaire une somme équivalente au prix de cinq cents exemplaires de l'Edition originale.

Art. VI. Tout Citoyen qui mettra au jour un Ouvrage, soit de Littérature ou de Gravure dans quelque genre que ce soit, sera obligé d'en déposer deux Exemplaires à la Bibliothèque nationale ou au Cabinet des Estampes de la République, dont il recevra un reçu signé par le Bibliothécaire ; faute de quoi il ne pourra être admis en justice pour la poursuite des Contrefacteurs.

Art. VII. Les Héritiers de l'Auteur d'un Ouvrage de Littérature ou de Gravure, ou de toute autre production de l'esprit ou du génie qui appartiennent aux Beaux-Arts, en auront la propriété exclusive pendant dix années.

Je place la présente Edition sous la sauve-garde des Loix et de la probité des Citoyens. Je déclare que je poursuivrai devant les Tribunaux tout Contrefacteur, Distributeur ou Débitant d'Edition contrefaite. J'assure même au Citoyen qui me fera connoître le Contrefacteur, Distributeur ou Débitant, la moitié du dédommagement que la Loi accorde. Les deux exemplaires, en vertu de la loi, sont déposés à la Bibliothèque nationale. Paris, ce 9 Floréal, an VIII de la République Française.

MÉMOIRE

OU

CONSIDÉRATIONS

SUR

LES SOURDS-MUETS

DE NAISSANCE,

ET SUR LES MOYENS DE DONNER L'OUIE ET LA PAROLE A CEUX QUI EN SONT SUSCEPTIBLES.

PAR U. R. T. LE BOUVYER DESMORTIERS, Membre de la Société libre des Sciences, Lettres et Arts de Paris.

AVEC UNE GRAVURE.

Non bene loqui, sed bona tentare nostrum est.

———

A PARIS,

Chez F. Buisson, imp. Lib. rue Hautefeuille, n°. 20.

AN VIII.

A

MAURICE DAVID,

SOURDE-MUETTE DE NAISSANCE.

MA CHÈRE MAURICE,

C'est à vous que je dédie ce petit Ouvrage : il vous appartient, puisqu'en l'écrivant je vous avois toujours présente à ma pensée. Je vous le dois encore pour votre complaisance et votre courage à souffrir, pendant six mois, un traitement bizarre et quelquefois douloureux. Faut-il qu'au moment des plus douces espérances, une séparation cruelle.... Vous le savez, ma chère Maurice, il n'a pas dépendu de moi de continuer un travail aussi important pour tous deux. Ah! soyez-en sûre, de tous les sacrifices que

A

m'a coûtés la révolution, celui-là n'est pas le moins pénible.

Vous êtes, ma chère Maurice, dans cet âge intéressant où la nature donne à votre sexe une nouvelle existence. Puisse-t-elle achever heureusement et bientôt l'Ouvrage que nous avons commencé! Si mes vœux s'accomplissent, vous pourrez exprimer par des paroles votre reconnoissance envers un bienfaiteur et un ami. Si votre bouche doit rester muette, votre cœur ne l'est pas. Son langage paré des grâces naïves de l'enfance m'a souvent bien dédommagé de mes peines, et il m'est doux de penser que vous garderez à ma mémoire les mêmes sentimens, comme j'aurai toujours pour vous la même affection.

LE BOUVYER DESMORTIERS.

AVANT-PROPOS.

DIDEROT a écrit une lettre sur les Sourds-Muets, à l'usage de ceux qui entendent et qui parlent. Mais son sujet n'a rien de commun avec celui que je traite. Je voudrois donner l'Ouïe et la Parole à ceux que la Nature en a privés. Diderot les interroge sur la formation du langage. Idée bizarre, que n'admettront jamais les personnes qui fréquentent les Sourds-Muets et qui étudient en eux le langage d'action.

Si tous les Sourds-Muets n'avoient qu'un même signe pour exprimer le même objet, ou la même action, nul doute qu'on en pût tirer des conséquences directes pour la formation des langues; mais comme le langage d'action a, de même que le

A 2

langage articulé, des expressions différentes qui dépendent du tempérament, des passions, du génie de chaque individu, et par conséquent de la manière dont il est affecté par les mêmes objets, les mêmes actions et dans les mêmes circonstances qui affectent les autres; comme l'homme froid et l'homme bouillant n'ont point les mêmes gestes; enfin comme la diversité des climats, des caractères, des mœurs des différens peuples en met une grande dans la manière de sentir et de s'exprimer, il s'ensuit que la langue naturelle des signes a peut-être autant d'idiômes qu'il y a d'individus ou de peuples différens sur la terre, et que les inductions qu'on en voudroit tirer pour l'origine du langage n'auroient aucun fondement raisonnable.

Au reste, il paroît que Diderot n'attachoit pas à son opinion beaucoup d'importance. Sa lettre de 204 pages n'en contient pas six qui fassent mention des Sourds-Muets : c'est purement un traité métaphysique sur l'origine et la formation du langage et sur le génie des différentes Langues : traité profond, dans lequel l'écrivain a mis beaucoup d'érudition grecque et latine, dont ces pauvres Sourds-Muets ne se douteroient guère d'avoir fourni l'à-propos.

Une femme à qui Diderot avoit envoyé son Ouvrage, ne crut pas devoir soumettre son jugement à l'autorité du philosophe : elle lui fit des questions auxquelles celui-ci ne put satisfaire. « Je vous avoue », lui dit-il, avec franchise, dans une lettre imprimée à la suite de la première, « je vous avoue que je ne

» suis pas en état de répondre aux
» questions que vous me proposez
» sur les Sourds-Muets de naissance;
» il faudroit recourir au Muet, mon
» ancien ami, ou ce qui vaudroit en-
» core mieux, consulter M. Pereire....
» Il ne faut qu'un instant pour former
» un systême ; les expériences de-
» mandent du temps ». Un tel aveu
doit fermer la bouche aux contra-
dicteurs, et je me tais.

J'étois à la veille de faire imprimer ces Considérations sur les
Sourds - Muets, lorsqu'un Ouvrage
sans modèle, où l'intelligence humaine semble sortir du chaos et s'é-
lève, comme d'elle-même, aux plus
hautes conceptions, est venu enrichir
le domaine des sciences et reculer,
pour ainsi dire, les bornes de la
nature. C'est le *Cours d'instruction
d'un Sourd - Muet de naissance*,

par Roch-Ambroise Sicard, suc-
cesseur immédiat de l'abbé de
l'Épée. Alors j'ai cru devoir ren-
voyer l'impression de mon Manus-
crit après la lecture de cet Ouvrage.
On y trouve sur l'état des Sourds-
Muets qui n'ont reçu aucune instruction, la même doctrine que l'auteur avoit déjà présentée dans un
Mémoire inséré parmi ceux de l'Institut National, tome Ier. de la Littérature et des Beaux-Arts: doctrine
contraire aux faits que j'ai constamment observés chez ces malheureuses victimes des torts de la nature,
dont j'ai cru devoir prendre la défense dans la première Partie de ces
Considérations. Mais je vois avec
satisfaction que, si nous différons en
principes, nous sommes parfaitement d'accord sur les faits dont il
s'agit. Un court exposé et quelques

citations de l'Ouvrage suffiront pour
en convaincre.

L'Auteur, dans son Discours préliminaire, première Partie, regarde
le Sourd - Muet sans instruction,
comme un automate vivant, comme
une statue *dont il faut ouvrir, l'un
après l'autre, tous les sens*, et qui
n'a pas même l'instinct des animaux.
Il convient que, si on excepte le
sens de l'Ouïe, le Sourd-Muet est
en tout semblable aux autres hommes; mais il prétend que cette ex-
ception met entr'eux et lui une si
prodigieuse différence, que toute
communication leur est interdite;
qu'il est seul dans la nature, sans
aucun exercice possible de ses facultés intellectuelles, et que ne pouvant jamais combiner deux idées,
parce qu'il manque des signes nécessaires pour les retenir, il ne peut

parvenir au plus simple raisonnement [1].

Selon lui, les douces étreintes de
la tendresse maternelle, les aimables
retours de la piété filiale n'arrivent
point jusqu'à son cœur. L'infortuné
ne les connoît pas.

C'est à leur naissance que commence et se continue l'éducation des
autres enfans. Semblables à des semences jetées dans un terrain fertile
où elles germent quand le temps
est venu, les premiers regards, les
premiers signes, les premières caresses font dans leur ame des impressions qui ne s'effacent pas. Les jeux

[1] L'abbé de Condillac, dans son Essai sur l'origine des connoissances humaines, page 190 et suiv.
prétend aussi que les Sourds-Muets de naissance
sont sans mémoire, comme les animaux, faute de
signes artificiels pour se rappeler leurs idées, et
qu'ils ne raisonnent pas. Je réfuterai méthodique-
ment cette assertion dans la première partie de ce
Mémoire.

d'une nourrice, les tendres accens d'une mère qui pénètrent jusqu'au cœur de l'enfant; ses premiers compagnons, dont il cherche à imiter les mouvemens, et avec lesquels il balbutie, contribuent à répandre et à développer cette semence.

« Tout cela, dit l'Auteur, est
» perdu pour le Sourd-Muet dès les
» premiers jours de son existence;
» et quand on ignoroit encore son
» triste sort, on lui a prodigué les
» mêmes soins. Mais inutiles ca-
» resses, soins perdus; la terre qu'on
» arrosoit et qu'on semoit étoit une
» terre stérile. Aucune semence ne
» pouvoit y germer; tout y est mort.
» Aussi, quand cet infortuné est pré-
» senté pour la première fois à son
» instituteur, tout est à faire; tout est
» à commencer: il est comme l'enfant
» qui vient de naître ». (*Discours*

préliminaire , première Partie ,
page xvj).

Telle est en substance la doctrine
de l'Auteur que la notoriété des faits
ne me permet pas d'admettre. Jetons
un coup-d'œil sur l'entrée de l'homme
dans la vie , et voyons si , dès les
premiers pas , il y a de la différence
entre les Sourds-Muets et les autres
enfans.

Deux enfans viennent de naître ;
l'un est sourd, l'autre ne l'est pas. Malgré cette différence d'organisation , je
dis que ces enfans sont en tout semblables pour l'exercice des facultés à
l'homme. Si le Sourd ne doit jamais
entendre, l'autre n'entend peut-être
pas encore , ou du moins ce qu'il
entend ne lui est pas connu, et cela
revient ici au même. Leurs yeux cou-
verts d'un voile qui doit bientôt
tomber, sont fixes et ne distinguent

rien. Leur bouche ne s'ouvre que pour sucer le lait nourricier. Ils ont un signe commun, le seul qu'ils puissent avoir dans un âge si foible pour se faire entendre, le cri de la douleur et du besoin. Cherchez autre chose dans ces petites masses vivantes, vous n'y trouverez rien; tout est parfaitement égal entr'elles. Suivons-les dans le développement de leur frêle existence.

Le voile qui tempéroit l'éclat de la lumière sur des yeux très-sensibles s'amincit peu-à-peu et s'efface à mesure que ces organes se fortifient. Bientôt l'enfant promène ses regards; mais trop foibles encore, il ne voit que ce qui le touche : c'est sa mère, c'est sa nourrice qui l'observe sans cesse, et qui s'évertue à faire jaillir de ce petit être la première étincelle du sentiment. Déjà elle a réussi:

l'enfant la voit, il la connoît. Elle lui parle, comme s'il pouvoit l'entendre. Dans son ivresse délirante elle l'embrasse, elle lui parle encore, et ses paroles perdues dans l'air, n'arrivent point à des oreilles mortes ou engourdies. Mais ces soins maternels qu'elle lui prodigue avec tant de complaisance; mais ces regards, ce sourire, cette tendresse convulsive qui couvre de si doux baisers les lèvres de cette innocente créature, ses petites mains, ses membres délicats, tout son corps; ce sein qui le réchauffe, le nourrit, appaise ses cris et calme ses souffrances, voilà le vrai langage d'une mère à son enfant, d'une nourrice à son nourrisson; langage d'action, entendu par le Sourd-Muet comme par celui qui ne l'est pas, et même par les animaux dans les signes qui leur appartiennent. L'enfant ne tardera pas à y répondre. Il n'aura encore qu'un mot, mais ce mot dira tout. Sa bouche va sourire; c'est fait, il a parlé. Oh! comme la mère l'a entendu, cet éloquent sourire! comme il pénètre avec un doux frémissement jusqu'au fond de son cœur! Cher enfant! bientôt tes mains caressantes en diront davantage. Ainsi naît avec ses premières sensations, ce commerce enchanteur d'amour et de reconnoissance, dont les relations s'étendent, se fortifient chaque jour et ne s'oublient jamais.

A mesure que les deux enfans pris ici pour exemple avancent en âge, on apperçoit les changemens qui arrivent en eux par la différence d'organisation. L'enfant Sourd donne constamment toute son attention aux signes visibles qui sont sa

langue naturelle, dans laquelle il se
perfectionne par l'usage. Celui qui
commence à entendre partage la
sienne entre ces signes qu'il oublie
bientôt, et la voix à laquelle il s'ha-
bitue par l'attention de la mère à lui
parler toujours davantage , selon
qu'elle croit s'en faire mieux entendre. Mais jusqu'à ce que cette différence devienne sensible entr'eux ,
ces enfans ont marché sur la même
ligne; on leur a prodigué les mêmes
caresses , ils y ont répondu par le
même langage , et ces semences
jétées sur des terrains également
fertiles, produiront également des
fruits.

Oui , je peux l'attester , que les
Sourds-Muets au berceau sont sensibles, comme les autres enfans , aux
caresses de leur mère et de leur nourrice, et que loin de les méconnoître

en grandissant, à l'exemple des animaux, ils conservent pour elles l'at-
tachement le plus tendre. Une jeune
Sourde-Muette dont il sera parlé
dans la suite, se précipite dans les
bras de sa nourrice toutes les fois
qu'elle la rencontre ; elle l'accable
de caresses : elle dit aux étrangers,
dans le langage d'action le plus expressif, avec le signe d'une femme
qui allaite son enfant, « voila celle
» qui m'a nourrie ; elle est aussi ma
» mère ; et je la paye de toute ma
» tendresse ».

Tant de preuves de sensibilité, de
raisonnement, ne seroient-elles que
de vains prestiges qui égarent notre
jugement sur l'état du Sourd-Muet
de naissance ? N'est-il en effet qu'un
automate vivant qui n'a pas même
l'instinct des animaux, et qui, lorsqu'on le présente pour la première

fois

fois à son instituteur, est comme l'enfant qui vient de naître? Mais que puis-je dire en faveur de cet infortuné, que son maître et son juge d'abord si sévère, ne dise beaucoup mieux que moi dans le dernier chapitre de son Ouvrage, page 441 et suivantes? C'est donc lui qui va répondre.

Après avoir établi en principe que, si la langue des signes n'étoit pas naturelle au Sourd-Muet de naissance, on ne sauroit comment s'y prendre pour entrer en communication avec lui, il ajoute:
« Mais le Sourd - Muet n'est pas
» si malheureux; il apporte aux
» leçons de son instituteur une ame
» communicative qui, pleine des
» idées que les objets extérieurs,
» *par le ministère des sens qui*
» *en ont été frappés*, ont fait par-

B

» venir jusqu'à elle, anime son re-
» gard, modifie les muscles de son
» visage et commande à sa physio-
» nomie cette diversité de traits et
» de nuances, qui servent à expri-
» mer toutes ses pensées et toutes
» ses affections..... C'est elle qui,
» dans ses yeux, décèle la colère
» *qu'il vouloit dissimuler* et qui
» les enflamme. C'est elle qui sillonne
» son front quand il est triste, qui
» commande le sourire à ses lèvres,
» et l'expression de la tendresse à
» ses yeux langoureux. Enfin le
» Sourd-Muet qui arrive auprès de
» *son père*, et qui n'a encore reçu
» aucune leçon, n'est pas moins élo-
» quent que le jeune *entendant* qui,
» chez son maître, vient apprendre
» l'art d'analyser la pensée et de
» parler correctement la langue dont
» sa première institutrice lui a fait

» connoître toutes les expressions,
» en répandant sur ces leçons tout
» le charme de l'amour maternel.
» *Tel est donc l'état du Sourd-*
» *Muet , au moment même qui*
» *précède toute instruction. Il n'est.*
» *ni Sourd, ni Muet pour son ins-*
» *tituteur* ».

Vous ne l'entendez pas, Sourds-
Muets infortunés! mais je l'entends
pour vous, et c'est en votre nom
que je lui dis : « Homme sublime!
qui, de la profondeur des ténèbres,
élève nos ames jusqu'à la source éter-
nelle de lumière , grâces te soient
rendues. Quel tribut de reconnoissance égalera jamais un si magnifique bienfait? Agrandis-les, ces ames
que tu viens de régénérer; donne-
leur une force de sentiment égale à
ton génie, afin qu'elles puissent te
comprendre, te bénir et t'aimer

d'une manière digne de toi. Mais pardonne au sentiment douloureux que ton erreur nous cause. Pourquoi ravaler au-dessous de la brute un être déjà trop misérable qui, dans cet état de dégradation, n'eût jamais pu t'entendre ? N'étoit - il point assez bas quand ta main secourable l'a mis au niveau de l'humanité ; et ta gloire en sera-t-elle moindre de le prendre sur l'échellon où la nature l'a placé pour arriver jusqu'à toi?

Non ! il n'est point au - dessous de la brute, celui dont l'ame communicative est pleine d'idées ; il n'est point un automate, celui qui anime son regard, qui commande à sa physionomie l'expression de ses pensées et de ses affections ; à ses yeux, celle de la tendresse ; à son front, l'empreinte de la douleur; à ses lèvres, le sourire : il n'est point seul dans la nature, il raisonne celui qui a des idées, des pensées, des affections, des volontés; la volonté, sur-tout, de cacher les mouvemens de son ame, *de dissimuler sa colère*; noble apanage de l'espèce humaine qui, malgré sa profonde infortune, placera toujours le Sourd-Muet à une distance infinie de l'animal.

Il connoît les douces étreintes de la tendresse paternelle, les aimables retours de la piété filiale, le Sourd-Muet qui, *avant d'avoir reçu aucune leçon, n'arrive pas moins éloquent auprès de son père* que le jeune *entendant* qui vient apprendre l'art d'analyser la pensée; enfin, il ne ressemble point à l'enfant qui vient de naître, le Sourd-Muet qu'on présente, pour la pre-

B 3

mière fois, à son instituteur avec
une ame aussi pleine, aussi sensible,
aussi exercée.

O Sicard ! la vigne sauvage qui
rampe tristement sur un sol ingrat,
et celle qui, bien cultivée, embrasse le trône majestueux de l'or-
meau, ne sont - elles pas semblables dans le système de la végé-
tation ? Tout est - il mort dans
l'une et vivant dans l'autre ? Non,
la main du cultivateur développe
et ne crée pas. Puisque tu nous as
conduits où nous sommes, le point
de départ n'étoit pas derrière la
brute, ou bien nous y serions encore ».

S'il étoit nécessaire d'ajouter à ces
preuves de fait des preuves de raisonnement, je les trouverois encore
dans ces judicieuses réflexions de l'instituteur.

« Ne pourroit-il pas, dit-il, exis-
» ter dans quelque coin du monde
» tout un peuple de Sourds-Muets ?
» Eh bien ! croira-t-on que les in-
» dividus y fussent dégradés; qu'ils
» fussent entr'eux sans communi-
» cation et sans intelligence ? Ils
» auroient, n'en doutons pas, une
» langue des signes, et peut-être
» une langue plus riche que la
» nôtre. Elle seroit, du moins, sans
» équivoque, toujours la peinture
» des affections de l'ame ; et dès-
» lors, pourquoi ne seroient-ils pas
» civilisés ? Pourquoi n'auroient-
» ils pas des loix, un gouverne-
» ment, une police, à la vérité,
» moins ombrageuse que la nôtre ».
(*Discours préliminaire, page*
xxiij).

Non, certes, ils ne seroient pas
dégradés les êtres qui se seroient

élevés d'eux-mêmes à la civilisation; et puisqu'on regarde comme
possible l'existence d'un tel peuple,
il faut admettre dans les individus
qui le composent une intelligence
égale à la nôtre, des idées d'ordre,
de morale, de justice, capables de
se développer d'elles-mêmes par le
moyen des signes naturels et sans
communication avec des êtres parlans; ce qui rabattroit un peu de
notre orgueil, et deviendroit peut-
être pour nous un sujet d'envie :
car j'aime à croire que ce peuple
n'auroit point ces systêmes destruc-
teurs qui, depuis dix ans, ra-
vagent et ensanglantent les quatre
parties du monde. Heureuse nation! qu'il seroit doux de perdre
l'ouïe et la parole pour être admis dans ton sein! Mais une réflexion m'arrête; ce peuple auroit un

territoire. S'il avoit des voisins jaloux, vindicatifs, ambitieux, et
co-partageans, on verroit des coa-
litions, des guerres civiles, tous
les fléaux déchaînés contre lui. Où
donc trouver un asile de paix
et de bonheur ? O homme ! il
n'en est point aujourd'hui sur la
terre. Sache donc plier sous la
destinée ; gouverne en paix ton
ame, et tu seras moins malheureux.

J'ai divisé ce Mémoire en trois
parties.

La première renferme des Considérations générales sur les Sourds-
Muets de naissance.

J'examine dans la seconde si la
surdité naturelle peut être guérie
par les moyens de l'art.

La troisième contient le traitement d'une Sourde - Muette, une

Correspondance et autres pièces relatives aux Sourds-Muets de naissance.

———

MÉMOIRE

OU

CONSIDÉRATIONS

SUR

LES SOURDS-MUETS

DE NAISSANCE,

ET SUR LES MOYENS DE DONNER
L'OUIE ET LA PAROLE A CEUX
QUI EN SONT SUSCEPTIBLES.

PREMIÈRE PARTIE.

JE ne prétends pas ici traiter à fond de
la nature de l'homme, en remontant à
son origine, ni le suivre pas à pas dans la
carrière de la vie sauvage et dans les
routes obscures de la civilisation, pour
déterminer l'étendue de ses facultés physiques et morales et en appliquer les ré-
sultats aux Sourds-Muets de naissance.
Cette tâche seroit de trop longue haleine,

et présente d'ailleurs trop de difficultés
pour que j'ose l'entreprendre.

Aidé des travaux que des hommes de
génie et de profonds philosophes ont publié sur cette matière, je pourrois, il est
vrai, mettre à contribution leurs savan-
tes recherches, ainsi que les relations des
voyageurs ; je pourrois, soit en adoptant
leurs opinions, soit en faisant un système
nouveau expliquer à ma manière l'énigme
de l'homme, joindre à beaucoup de re-
dites des choses tirées de mon propre
fond, et présenter dans un ouvrage plus
volumineux que ceux qui ont paru jusqu'ici, le tableau toujours attachant de
cet être à-la-fois si foible et si fort, si borné
et si sublime, de cet être esclave et roi
de la nature. Mais qu'en résulteroit-il ?
avec un livre de plus aurions-nous plus de
lumières ? Non ; le berceau du genre humain est placé dans un abîme que le temps
creuse sans cesse, et dont notre foible
vue ne peut percer la profondeur. Pre-
nons donc notre parti, ou d'admettre le
texte de la Genèse, dont un physicien

célèbre vient de prendre la défense contre
la foule des incrédules modernes, ou
d'ignorer à toujours ce que l'esprit humain ne peut comprendre [1].

Au reste, quand nous aurions une connoissance exacte de la condition primitive
de l'homme et des développemens de son
intelligence, nous n'en saurions pas mieux
ce qui se passe dans celle des individus
qui font le sujet de ce Mémoire. Le Sourd-
Muet considéré dans l'état de nature,
ou dans l'état d'instruction auquel une
sorte de création nouvelle peut le porter
aujourd'hui, n'est ni l'homme naturel,
ni l'homme civilisé. Privé de deux facultés,
dont l'une est particulière à son espèce,
l'autre commune avec les animaux, c'est
un être manqué, un être en quelque sorte
intermédiaire qui, sous le double rapport
d'homme naturel et d'homme civilisé, est

[1] Lettres physiques sur la terre, renfermant de
nouvelles preuves géologiques et historiques de
la mission divine de Moïse, par J. A. Deluc, citoyen de Genève. A Paris, chez Nyon l'aîné,
libraire, rue du Jardinet, 1 vol. in-8°.

par ses privations inférieur à tous deux.
J'ajoute qu'il est par sa surdité plus imparfait en soi que les animaux qui naissent avec cette imperfection, puisqu'il est
muet et que ceux-ci ne le sont pas. Le
langage des animaux, ou ce qui est la
même chose, la faculté de rendre des sons
conformément à l'organe vocifère qui leur
est propre, n'est point empêchée par
l'impuissance actuelle de cet organe. J'ai
vu un mouton, un canard; des chiens
sourds de naissance qui parloient leur
langage de bête tout aussi bien que ceux
de leur espèce qui entendent. Les chats
angolas, qui naissent sourds pour la plu-
part, miaulent et crient comme les autres
chats, sans qu'on puisse y appercevoir la
moindre différence.

Mais, dira-t-on, si l'organe de la parole est naturel à l'homme, la parole elle-
même ne lui est pas naturelle. C'est une
faculté d'emprunt ou acquise dans le commerce social. Le Sourd de naissance rend
naturellement des sons conformes à la
structure de son organe, lesquels sont

le vrai langage de l'homme dans l'état de nature, comme les animaux en rendent qui leur sont particuliers, chacun selon son espèce ; en sorte qu'on peut nier avec fondement que l'homme Sourd de naissance soit véritablement Muet.

En donnant à cette frivole distinction toute la valeur qu'elle n'a pas, on seroit toujours forcé de convenir que l'organe et le langage des animaux nés sourds, sont en naissant ce qu'ils doivent être pour acquérir d'eux-mêmes toute la perfection que la nature assigne à leur espèce ; tellement qu'on ne peut reconnoître à la voix de ces animaux s'ils sont sourds ou non ; au lieu que les sons rauques et glapissans du Sourd-Muet, fort différens des sons articulés et harmonieux de la parole, décèlent à l'instant même l'impuissance de leur organe, qui ne se perfectionne que très-rarement, et avec beaucoup de peine. Il y a donc, à cet égard, une extrême différence entre l'homme et les animaux.

Une autre différence plus importante

encore ; puisqu'elle regarde la conserva-
tion des individus ; c'est que de deux
êtres ainsi disgraciés, celui-là l'est davantage à qui il reste moins de moyens
pour assurer la sienne. Or, sous ce point
de vue, l'homme est encore plus mal-
traité que certains animaux, tels que le
chien et autres dont l'odorat est très-
subtil. Posons un exemple.

L'homme, par son agilité et à l'aide
d'une vue perçante, peut se dérober de
jour à la poursuite d'un ennemi, à la
chute d'une maison, d'un arbre, d'un
rocher, et à mille accidens dont son
oreille ne l'avertiroit pas. Mais comment
fera-t-il au milieu de la nuit s'il est
poursuivi ou menacé ? Quel sens l'aver-
tira dans l'épaisseur des ténèbres ? Le
silence même, alors si favorable à ceux
qui entendent, devient pour lui un péril
de plus. Le moindre mouvement de sa
part, un léger bruit, peuvent découvrir
à son ennemi le lieu de sa retraite ; enfin
il est à la merci de tout ce qui l'environne.
Au contraire, le chien possède dans l'o-
dorat

dorat un préservatif contre l'ennemi loin-
tain ou caché. A l'aide de ce sens, il
trouve à toute heure, la nuit comme le
jour, hors de lui et à de grandes distances, des communications sûres qui
l'avertissent du danger : il en avertit les
autres, et ce précieux animal, disons-le
avec amertume, mais avec vérité, le seul
ami sincère de l'homme, le chien est une
sentinelle posée près de lui par la nature qui, même dans ses écarts, n'a pas
voulu rendre vaines sa vigilance et sa
fidélité.

Cependant la comparaison que je viens
d'établir entre l'homme et le chien, n'est
peut-être rigoureusement applicable qu'au
Sourd-Muet civilisé qui, dans les soins
vigilans de l'éducation, n'a pu développer
toutes ses facultés naturelles. Car la nature ne livre pas ainsi les sauvages sans
moyens de prévoyance et de sûreté contre
ce qui peut menacer leur existence, et
par un plus haut degré de perfection,
dans quelqu'autre sens, elle les dédom-
mage de celui qu'ils n'ont pas. Les sau-

C

vages de l'Amérique sentoient les Espa-
gnols à la piste. Il y a dans les Antilles
des nègres qui distinguent les blancs de
la même manière. Le chevalier Digby
parle d'un garçon que ses parens avoient
élevé dans une forêt où ils s'étoient reti-
rés pour éviter les ravages de la guerre.
Il distinguoit, par l'odorat, l'approche des
ennemis, et en avertissoit ses parens.
Ayant été fait prisonnier, il perdit à la
longue cette grande finesse d'odorat;
néanmoins il en conserva une bonne
partie; car, s'étant marié, il distinguoit
fort bien en flairant sa femme d'une autre
et pouvoit la retrouver à la piste. Un
mari de cette espèce seroit très-gênant
parmi nous. J'aurai occasion dans la
suite de faire une remarque sur d'autres
moyens de compensation que possèdent
quelques-uns de nos Sourds - Muets, et
dont la singularité surprendra d'autant
plus, qu'elle ne peut s'expliquer par aucune loi connue de l'économie animale,
ni par celles de la physique.

Les Sourds-Muets qui naissent parmi

nous sont tellement défigurés par nos
institutions, qu'ils ne ressemblent point
à ce qu'ils auroient été dans l'état de nature ; et tant que nous ne serons pas à
même d'en avoir au sortir des forêts,
nous n'aurons sur ces êtres manqués que
de fausses lumières. Si quelque gouvernement, plus jaloux d'étudier l'espèce
humaine que de la détruire, réléguoit
tous les Sourds-Muets de son territoire
dans une contrée déserte et loin de toute
communication, cette colonie d'une nouvelle espèce acquerroit en peu d'années,
si j'ose m'exprimer de la sorte, toute
la perfection sauvage qu'on peut désirer pour l'étude dont il s'agit. Ceux qui
naîtroient depuis la déportation, en nous
offrant les mêmes caractères, nous apprendroient de plus si la surdité des
pères et mères passe aux enfans ; finalement on pourroit dans une suite de générations, reconnoître si cette espèce de
surdité fait partie des infirmités sans
nombre que l'homme contracte par les
habitudes, le régime et les passions dé-

réglées de la civilisation ; car si elle dis-
paroissoit à la longue dans une peuplade
originairement sourde-muette , ce seroit
une réponse formelle de la nature aux
reproches que nous lui faisons sans cesse,
de nous donner des maux qui sont notre
propre ouvrage. En attendant que cette
chimère se réalise, ou que le hasard nous
fasse voir des Sourds - Muets dans l'état
de nature, examinons-les dans l'état ordinaire de la société , avant qu'ils ayent
reçu la moindre instruction.

« Quand on n'a pas vécu avec les
» Sourds - Muets, dit le célèbre institu-
» teur Sicard [1], il est trop difficile de se
» faire une juste idée de leur triste exis-
» tence. Je vais les peindre tels que je
» les ai vus.

» Un sourd - muet est sur la terre un
» être isolé que personne ne peut enten-
» dre, et à qui personne ne peut répon-
» dre. Car, comment parler à celui à qui
» un son ne peut jamais être connu, parce

[1] Voyez les Mémoires de l'institut national,
tome 1er. de la Littérature et des Beaux-Arts.

» qu'il est à une distance infinie des ob-
» jets sonores ? Né comme les autres
» enfans, mais privé en naissant de ces
» douces et tendres impressions que font
» dans l'ame de ceux - ci, sans même
» qu'ils s'en apperçoivent, les accens ma-
» ternels, rien ne réveille en lui les pre-
» miers sentimens de la nature. Aussi
» presqu'aussitôt que leurs soins cessent
» de lui être nécessaires, méconnoît-il,
» à l'exemple des animaux, les auteurs
» de ses jours. Ces douces étreintes de
» la tendresse maternelle, ces aimables
» retours de la piété filiale, ce commerce
» enchanteur de reconnoissance et d'a-
» mour des enfans et des parens, il ne
» les connoît pas. Orphelin éternel sur
» la terre, où tout le rapproche de la
» brute, où rien ne l'élève à la dignité
» de l'homme; accoutumé à ne rien de-
» viner des causes qui produisent les
» effets dont il est sans cesse le témoin,
» le monde physique est le seul sur le-
» quel il porte ses regards, sans y rien
» voir que ce qui frappe les yeux des ani-

» maux. Il n'existe pas même pour lui
» de monde moral ; il est absolument
» sans vertu. Est-il également sans vice ?
» Placé au milieu de la société et jamais
» avec elle , la vie n'est pour lui-même
» qu'une carrière laborieuse sur laquelle
» aucune espèce de bonheur ne verse ses
» douces influences pour en adoucir les
» peines. Soupçonneux à l'excès , il ne
» se rassure jamais sur les témoignages
» d'affection qu'on lui donne. Il interroge
» tous les regards , non pour y découvrir
» l'expression d'une bienveillance dont il
» ne peut avoir l'idée , mais plutôt les
» signes d'un mépris qu'il soupçonne et
» qu'il redoute. Toujours triste , toujours
» timide et effrayé de tout , il voit des
» hommes doués des facultés que la na-
» ture lui a refusées , comme une espèce
» supérieure dans laquelle l'infortuné ne
» croit pas mériter d'être compté. Tel
» est le Sourd-Muet sans instruction ».
Ce tableau de main de maître , dans
lequel on admire le savant coloris et la
touche d'une ame brûlante d'humanité ,

seroit plus ressemblant si le génie du peintre ne l'eut mis trop au - dessus de son modèle. Il l'a peint tel qu'il l'a vu et non tel qu'il est. Mais comment analyser un tableau où chaque trait est pour ainsi dire un égarement du cœur ? Tout ce qui tient au sentiment n'est pas du ressort de l'analyse. On ne peut vaincre ses illusions qu'en leur opposant les scènes vraies et touchantes de la nature.

Je voudrois pouvoir conduire le savant instituteur chez la famille *Luco* [1]. Il y verroit « ces douces étreintes de la » tendresse maternelle, ces aimables re- » tours de la piété filiale, ce commerce » enchanteur de reconnoissance et d'a- » mour, que, selon lui, les Sourds-Muets » ne connoissent pas ; » il y verroit cette soumission religieuse à l'autorité pater- nelle, la plus sainte de toutes les auto- rités, si long-temps maintenue dans l'an-

[1] Cette famille intéressante par l'affliction dont elle est frappée, dans quatre enfans Sourds-Muets et par ses vertus domestiques, demeure à Nantes, quartier de l'Hermitage.

C 4

cienne Rome comme une image de celle
des Dieux , comme la sauve - garde des
mœurs , et que la licence , sous le nom
de liberté , a proscrite parmi nous ; il y
verroit la gaîté bruyante , les jeux frivoles
de l'enfance et l'amour de la vie , « sur
» laquelle le bonheur verse ses douces
» influences ».

D'autre part , je lui montrerois un laboureur qui pleure au souvenir de son
père que d'anciens collègues , prétextant
une visite amicale , vinrent saisir la nuit
dans sa maison pour le traîner à la guil-
lotine. Il le verroit s'enflammer de colère
en retraçant jusqu'aux moindres circonstances de cette funeste scène , et mêler
aux larmes qui inondent son visage le
rire amer de la vengeance , quand il fait
connoître le châtiment qui suivit de près
cet horrible attentat ; il entendroit sortir
de sa poitrine des sons inarticulés , mais
modulés sur l'accent des passions qui l'a-
gitent et qu'il veut exciter dans les autres ; ce qui prouve , à mon avis , qu'il y
a chez les Sourds-Muets une faculté in-

tuitive interne, d'après laquelle ils varient les inflexions de leurs voix, et jugent de l'impression qu'elles doivent faire sur ceux qui les écoutent.

L'abbé de Condillac, dans son *Essai sur l'origine des connoissances humaines*, accorde à un enfant qui auroit été élevé parmi les ours, les cris naturels à chaque passion ; mais il ajoute : « Comment » soupçonneroit-il qu'ils soient propres » à être les signes des sentimens qu'il » éprouve ? S'il vivoit avec d'autres » hommes, il leur entendroit si souvent » pousser des cris semblables à ceux qui » lui échappent, que tôt ou tard il lie- » roit ces cris avec les sentimens qu'ils » doivent exprimer. Les ours ne peuvent » lui fournir les mêmes occasions ».

Ne point vivre parmi les hommes, ou ne les point entendre, c'est la même chose pour l'objet dont il s'agit. Le Sourd-Muet seroit donc à cet égard dans la même impuissance que l'enfant élevé parmi les ours. Cependant, on vient de voir le contraire dans celui dont j'ai parlé. Son

éloquence en ce genre est même au-dessus
de toute expression [1]. Que ma reconnoissance éclate ici pour ce vertueux orphelin. Je lui dois la vie d'une personne qui
m'est chère, et son active prévoyance l'a
conservée à beaucoup d'autres qui, sans
elle, eussent péri dans les orages de la
révolution [2].

[1] Pourquoi les signes naturels n'auroient-ils pas
d'expression intentionnelle chez les Sourds-Muets,
quand cette intention se manifeste journellement
dans nos animaux domestiques? Le chien aboie
contre l'étranger; il jappe en jouant avec son
maître; s'est-il égaré, il l'appelle avec des hurle-
mens; renfermé dans un lieu d'où il ne peut sortir,
il se plaint pour qu'on lui rende la liberté; malade,
il se plaint encore, mais d'un ton différent, qui
marque moins l'inquiétude que la douleur, et qui
va même jusqu'à la mignardise; quand on le caresse
pour adoucir son mal. Etudions davantage les animaux, et nous trouverons qu'ils se rapprochent de
l'homme dans bien des points que, faute d'examen, on ne soupçonnoit pas entr'eux.

[2] Cet individu, fils d'un de mes anciens fermiers,
se nomme Braud. Il demeure à la métairie de la
Gandonière, commune de Valet, département de
la Loire-Inférieure.

Croira-t-on désormais que « le Sourd-
» Muet sans instruction est sur la terre
» un être isolé que personne ne peut en-
» tendre et à qui personne ne peut ré-
» pondre; qu'il méconnoît, à l'exemple
» des animaux, les auteurs de ses jours
» presqu'aussitôt que leurs soins cessent
» de lui être nécessaires; que tout le rap-
» proche de la brute, et qu'il est absolu-
» ment sans vertu? » Je vais le peindre
sous des traits plus ressemblans qui,
sans affoiblir l'intérêt que son état inspire, lui rendront ses vertus et l'espèce
de bonheur qui convient à l'imperfection
de son être. Eh! faut-il autre chose à tout
être vivant que le bonheur dont sa nature est susceptible?

Il n'y a personne qui ne soit ému de
compassion à la vue d'un Sourd-Muet de
naissance. Plus on le considère, plus on
s'attendrit sur son sort. Ne point parler,
ne point entendre, quel état! se dit-on
à soi-même. Qu'il est cruel de vivre parmi
des hommes sans pouvoir communiquer
avec eux! ou du moins de se voir privé

d'une foule de communications qui font
le charme de la société! Oui, sans doute,
cela seroit cruel si, lorsqu'après avoir
entendu et parlé, on perdoit tout-à-coup
l'usage de l'ouïe et de la parole; mais
pour le Sourd-Muet de naissance, ce
n'est rien, absolument rien. Voyez-le
aborder un étranger. Sérieux sans être
triste, il n'est ni déconcerté, ni inquiet,
ni humilié de son état. Et pourquoi le
seroit-il? cet état ne lui est pas connu.

Si nous voyons le Sourd-Muet tel qu'il
est, il ne nous voit pas tels que nous
sommes. Il ne sait ce que c'est qu'entendre et parler. Quand nous agissons et
que nous remuons les lèvres, il ne reçoit
de nous d'autre idée que celle du mouvement. Rien ne lui fait connoître si cette
action, ce mouvement sont accompagnés
du bruit, de l'expression sonore de nos
idées [1]. Supposé que le plus instruit des

----

[1] Cela est vrai, non seulement des Sourds-Muets
qui n'ont reçu aucune instruction, mais même de
ceux qui ont été instruits. L'aîné *Luco* a pris, pendant quatre ans, les leçons de mademoiselle Blouin,

élèves de l'abbé de l'Épée vint tout d'un
coup à entendre bien distinctement, il
n'auroit d'autre idée de la parole que
celle des différentes inflexions de la voix,
et il seroit long-temps avant de pouvoir
rapporter aux signes de la langue écrite
les sons de la langue parlée. « Comme
» on ne peut, dit cet homme célèbre,
» donner à un aveugle de naissance une
» idée distincte de la différence des cou-
» leurs, on ne peut non plus donner à
» un Sourd-Muet une idée distincte de
» la différence des sons que la prononcia-
» tion des différentes lettres produit dans
» nos oreilles ».

institutrice formée par l'abbé de l'Epée, qui en
faisoit beaucoup de cas. Je lui ai fait des questions
par écrit, auxquelles il a répondu de lui-même,
après un mois de réflexion. Je lui ai demandé,
« quand on remue les lèvres, que pensez-vous de
» ce mouvement? Répond : rien du tout ». Une
Sourde-Muette, élève de l'abbé de l'Epée pendant
neuf ans, ma répondu la même chose. Je donnerai,
à la suite de ce Mémoire, les questions et les réponses; on jugera de ce que ces individus ont
appris dans leur éducation.

Mais la parole est-elle donc si nécessaire à l'homme qu'il ne puisse s'en passer? La langue des signes, qui est, sans contredit, la langue universelle, ne peut-elle pas remplacer avantageusement celle des mots? Isaac Vossius pense que le genre humain n'en seroit pas moins heureux si, renonçant à l'usage des langues dont la confusion et l'abus sont souvent si funestes, les hommes convenoient entr'eux de ne plus s'exprimer que par signes [1]. Selon lui, la condition des animaux est en cela beaucoup meilleure que la nôtre, puisque, sans interprètes, ils s'expriment plus vîte et s'entendent peut-être mieux que nous ne le faisons, sur-tout quand nous parlons une langue étrangère [2].

[1] De la véritable manière d'instruire les Sourds-Muets, page 141.

[2] Nec quidquam felicitati humani generis decederet si, pulsâ tot linguarum peste et confusione, unam artem callerent mortales et signis, motibus, gestibus que licitum foret quid vis explicare. Nunc vero ita compensatum est, ut animalium quod

Cette langue des signes qui , à la première vue , sembleroit devoir différer comme celle des mots chez les différens peuples , en raison des causes qui modifient de tant de manières les idées , les usages , le caractère et les mœurs des hommes dans des climats fort éloignés les uns des autres ; cette langue , dis-je , seroit également intelligible pour tous , au moyen des signes méthodiques , dont la sublime et simple invention appartient à l'abbé de l'Épée , et le met fort au-dessus de tous ceux qui l'ont précédé dans cette carrière [1].

vulgo bruta creduntur, melior longe quam nostra, hac in parte videatur conditio, ut pote quæ promptius et forsan felicius sensus et cogitationes suas, sine interprete , significent, quam ulli queant mortales , præsertim si peregrino utantur sermone. Isaac Vossius. De poëmatum cantu et viribus rythmi, *page 66.*

[1] *Wallis*, en Angleterre ; *Bonnet*, en Espagne ; *Amman*, médecin suisse , en Hollande ; avoient instruits des Sourds-Muets , et publié des ouvrages sur cette matière plus d'un siècle avant l'abbé de l'Epée. *Pereire* et le père *Vanin*, prêtre de la

En effet, ces signes n'appartiennent à aucune langue proprement dite. Ils ne représentent ni mots, ni lettres, ni aucune espèce de caractères destinés à tracer nos idées. Ce sont les idées même qu'ils expriment, qu'ils représentent ; lesquelles étant une fois bien conçues par ceux qui voient ces signes, chacun peut les rendre dans sa langue naturelle, ou dans toute autre langue, avec les caractères qui lui appartiennent, et avec une précision qui se trouve rarement dans le langage ordinaire, parce que celui-ci n'étant fondé que sur le consentement arbitraire des hommes de chaque nation, il est par cela même très-sujet au changement. C'est le témoignage qu'en a rendu l'académie de Zurich, dans son jugement sur la contestation qui s'étoit élevée entre l'abbé de l'Épée et des instituteurs des Sourds-Muets à Leipsig et à Vienne [1].

doctrine chrétienne, l'avoient aussi devancé de quelques années à Paris.

[1] Quid enim fieri posse antea nequidem eramus suspicati, id nunc asserere minime dubitamus,

L'abbé

L'abbé de Condillac, chapitre premier, page 10 de sa Grammaire, s'exprime ainsi : « Puisque le langage d'action est » une suite de la conformation de nos » organes, nous n'en avons pas choisi » les premiers signes ; c'est la nature qui » nous les a donnés. Mais en nous les » donnant, elle nous a mis sur la voie » pour en imaginer nous-mêmes. Nous » pourrions par conséquent rendre toutes » nos pensées avec des gestes, comme » nous les rendons avec des paroles, et

nullam earum linguarum quæ in ore hominum atque usu vigent, pleniorem esse aut copiosiorem illâ quâ tu ad surdos mutos que uteris .... nam cum res non modo significent, sed imagines illarum expressas per oculos ad animum deferant, rebus que ad eo singula sint necessaria singulis ; nulla quoque hic potest habere locum interpretationis diversitas aut inconstantia. Cum contra verborum vis ab hominum consensu nata, multo demum vario que usu sit eruenda, plurimum vero sententia a multis perperam constituta, ut per omnem quidem vitam recte percipiatur.

De la véritable manière d'instruire les Sourds-Muets, page 297 et suiv.

D

» ce langage seroit formé de signes na-
» turels et artificiels ».

Ainsi la langue des signes peut, au
jugement des savans, devenir la langue
universelle, en y joignant des caractères
qui les fassent reconnoître sur le papier.
Les Francs-Maçons de tout pays s'entendent par des signes ; l'écriture des sons
est lisible pour tous les musiciens ; les
chiffres arabes sont en usage chez tous les
peuples civilisés ; comment ce qui se pratique généralement chez les hommes dans
certains arts et dans la science du calcul,
seroit-il impossible dans l'art plus important de les réunir tous par un langage commun, sans le secours de la parole ? Isaac Vossius, d'Algarme, Leib-
nitz et plusieurs autres savans étrangers,
avoient imaginé des méthodes pour la
langue universelle, mais leurs ouvrages
trop imparfaits sont restés dans l'oubli.
Il étoit réservé à la France, si grande,
si extraordinaire en tout, d'accomplir
cette œuvre phylantropique. L'abbé de
l'Épée a inventé des signes méthodiques

pour l'instruction de ses élèves. Son successeur Sicard, dans le cours d'instruction qu'il vient de publier, nous annonce
un dictionnaire des signes propres à réa-
liser, comme il le dit lui-même, page
496, les espérances de ceux qui désirent
depuis long-temps un moyen général de
communication indépendant de toute langue articulée; c'est aux gouvernemens
des nations policées à faire le reste. Il ne
faut, suivant l'abbé de Condillac, qu'ordonner par une loi formelle à tous les
instituteurs de la jeunesse, de ne proférer
aucun mot devant leurs élèves, sans y
joindre le signe méthodique et le caractère qui lui conviennent. Par là se for-
meroit entre tous les peuples un nouveau lien de communication beaucoup
plus étendu que celui de la parole. Ce
langage intelligible à tous, ramèneroit
peut-être chez les hommes l'égalité, la
franchise, la bonne foi, la vraie fraternité,
douces vertus empreintes dans le cœur
de nos pères, et dont les noms fastueu-
sement inscrits sur nos murailles n'annon-

cent que le mépris qu'on en fait chez les
peuples corrompus et pervers.

Ce n'est donc plus un problême de savoir si la parole est tellement nécessaire à
l'homme qu'il ne puisse s'en passer. L'expérience journalière vient encore à l'appui
du raisonnement. Tous nos Sourds-Muets,
sans avoir reçu d'instruction, s'entendent
parfaitement entr'eux. De plus, ceux qui
ont été instruits savent se faire un langage nocturne, au moyen duquel ils s'en-
tretiennent la nuit silencieusement et sans
se voir avec les étrangers. Une Sourde-
Muette qui m'a permis de faire usage
de ses lettres sans la nommer, m'écrivoit le 27 pluviôse an 7 : « Je suis liée
» avec mon amie Z … H.., jeune et ai-
» mable demoiselle, sans être Sourde-
» Muette. Elle sait à merveille mon al-
» phabet manuel; elle m'entend mieux
» que personne, soit mes signes, soit mes
» doigts et jargons. Elle me parle la nuit
» sans lumière, en tâtant mes mains. Je
» comprends, sans la voir, ce qu'elle me
» dit. Elle comprend également ce que

» je lui dis la nuit sans voir mes doigts ».

Oh ! le doux langage que celui des mains qui se joignent, se serrent, se caressent ! des doigts qui se mêlent, s'entrelacent, se replient de mille manières! comme il est expressif, fraternel, affectueux, propice aux intérêts du cœur, à l'amitié, et sur-tout à l'amour ! Mais aussi quel dangereux ennemi des mœurs ! quel horrible fléau pour la société ! Mères vigilantes, amans sensibles, maris jaloux, fortifiez la vertu, la tendresse dans le cœur de vos filles, de vos amantes, de vos épouses : si jamais ce langage manuel s'introduit chez les hommes, vous n'avez plus d'égide contre la séduction, plus de rempart contre l'infidélité. Les propos insinuans, les aimables confidences, les tendres protestations, les rendez-vous secrets, tout sortira des doigts mystérieusement sous vos yeux comme à l'écart, au grand jour comme dans les ténèbres. D'un autre côté, que de perfidies, de haines, de vengeances, d'homicides projets pourront se tramer, s'accomplir de-

D 3

vant les personnes qui doivent en être les victimes; sans qu'elles puissent se mettre en garde, ni même entrevoir le péril qui les menace! Malheureux humains! faut-il que la civilisation corrompe en vous les plus beaux dons de la nature? Vous abusez de tout, et vos passions déréglées sont le toucher des harpies. *Contactu omnia fœdant.*

Non seulement les Sourds-Muets qui n'ont reçu aucune instruction s'entendent entr'eux, ils se font encore entendre des personnes qui les fréquentent habituelle-ment. Les animaux comprennent aussi très-bien leur langage. Il se forme même entre ces êtres si différens des sociétés intimes, dont le charme est également senti de part et d'autre. Le laboureur *Braud* passe les trois quarts de sa vie avec ses bœufs : il façonne habilement au joug les plus indomptés, et ces animaux plus dociles à son aiguillon, semblent faire leur travail avec lui de préférence à tout autre conducteur.

Voici un autre exemple de société ani-

male dont j'ai été témoin. Dans l'automne
de 1770 , je parcourois les cantons du
Marilais et de Saint-Florent-le-vieux, situés
sur la rive gauche de la Loire , où régnoit
une épidémie causée par la mauvaise
qualité du blé nouveau. En entrant dans
la cour d'une grosse ferme , je vis un
mouton remarquable par la bigarrure de
sa toison , et par la manière dont il bon-
dissoit et cherchoit à gravir le long des
murs. Cet animal étoit sourd de naissance.
Les fermiers qui venoient de vendre leur
troupeau de moutons à la foire du Marilais , avoient réservé celui-ci pour amuser
un enfant de huit ans qui étoit aussi né
sourd. Ces deux êtres , que des privations
égales rapprochoient dans l'ordre de la
nature , s'étoient unis par des habitudes
si fortes , qu'ils ne pouvoient plus se
passer l'un de l'autre. Leur société étoit
si intime , leurs goûts si pareils et si con-
cordans , qu'il n'y a peut-être jamais eu
dans la société humaine d'accord aussi
parfait.

Après avoir diverti l'enfant toute la

D 4

journée, le mouton dormoit la nuit à
côté de son lit, et il n'eût pas été facile de
l'en éloigner : de même l'enfant n'auroit
pas dormi sans le voisinage de son camarade. Celui-ci aimoit beaucoup le grain
nouveau, dont le goût piquant le mettoit
en gaîté et le faisoit bondir plus qu'à
l'ordinaire. L'enfant ne lui épargnoit pas
la denrée, moins encore pour le satisfaire
que pour s'amuser lui-même de ses folies.
Mais la ration avoit été ce jour-là plus
forte que de coutume, et son action si
violente, que l'animal devenu frénétique,
renversoit et brisoit tout dans la maison,
en sorte qu'on avoit été obligé de le relé-
guer dans la cour: c'étoit le moment où
j'y entrois. Les fermiers à qui je témoi-
gnai ma surprise de l'état où je voyois ce
mouton, m'apprirent toutes les particu-
larités dont je viens de rendre compte.
Si l'enfant, me dirent-ils, paroissoit seulement dans la cour, le mouton se calme-
roit aussitôt : je les priai de satisfaire sur
cela ma curiosité. L'enfant paroît, il
s'avance avec des gestes vers son cher

mouton ; il lui parle à sa manière , en
tirant de son gosier des sons fort bizarres ;
l'animal le voit , accourt en bêlant , in-
cline doucement la tête , et sa frénésie
expire sous la main caressante de son
ami.

Voilà donc les Sourds-Muets en société
avec tout ce qui les entoure et jouissant,
à leur manière , de tout le bonheur dont
ils sont capables. Ils ne sont donc pas
malheureux dans le sens que nous l'ima-
ginons , c'est-à-dire , par la privation de
l'ouïe et de la parole. Ici l'erreur de notre
jugement vient de ce que nous transpor-
tons à des êtres qui n'en sont pas susceptibles , des idées prises en nous-mêmes
sur la connoissance de nos avantages et
sur le malheur d'en être privés ; et comme
l'art d'étendre nos jouissances est presque
toujours celui de multiplier nos maux , il
se pourroit qu'en donnant aux Sourds-
Muets une éducation très-recherchée , on
les rendît vraiment malheureux , en donnant en même temps à leur imagination
une prise trop active sur le calme inté-

rieur qui constitue le vrai bonheur de
l'homme, dans quelqu'état d'organisation
que la nature l'ait formé, et quelque rang
qu'il tienne parmi ses semblables.

L'abbé de l'Epée m'en fournit un exemple, chap. 15 de sa Méthode, où il essaye
de donner à ses élèves une idée de la
faculté d'entendre. Voici comment il s'y
prend.

Dans une grande terrine pleine d'eau bien
reposée, il laisse tomber perpendiculaire-
ment une boule d'ivoire, et il fait observer à ses élèves le mouvement ondulatoire de l'eau qui va frapper les bords de
la terrine ; ensuite il agite avec la main
un écran ou quelqu'autre chose de semblable, pour faire voltiger des corps lé-
gers dans l'air. Il ajoute que la chambre
est pleine d'air comme la terrine est pleine
d'eau, et que l'air va frapper les murailles
de la chambre, comme l'eau va frapper
les bords de la terrine. L'instituteur prend
ensuite sa montre à réveil : il fait sentir
à chacun des Sourds-Muets le petit marteau qui frappe son doigt avec beaucoup

de vitesse ; il leur dit alors que nous avons tous un petit marteau dans l'oreille et que l'air , en s'écartant pour aller frapper les murailles de la chambre , rencontre notre oreille , qu'il y entre et qu'il fait remuer ce petit marteau. Il fait comprendre aux Sourds-Muets que s'ils n'entendent pas , c'est qu'ils n'ont pas ce marteau dans l'oreille, ou qu'il est trop enveloppé pour que le mouvement de l'air puisse y faire impression ; ou enfin parce que s'il se remue et qu'il frappe , la partie sur laquelle il agit est comme paralitique. « Toutes les fois , dit-il , que j'ai » fait cette explication, elle a produit dans » les Sourds-Muets des effets bien diffé- ». rens ; les uns témoignant une grande » joie de savoir *ce que c'étoit que d'en-* » *tendre* ; les autres se livrant à une tris- » tesse profonde de ce qu'ils n'avoient » point ce marteau dans l'oreille , ou de » ce qu'il y étoit enveloppé. Les deux » premières qui ont assisté à cette leçon » en ayant rendu compte chez elles , *ne* » *pouvoient contenir leur mauvaise hu-*

» *meur*, lorsqu'elles apprirent que le chat
» de la maison et le serin avoient chacun
» leur petit marteau dans l'oreille ».

Avant cette leçon du petit marteau,
qui, toute ingénieuse qu'elle paroisse,
ne peut cependant donner à des Sourds-
Muets, ni même à personne, une idée
distincte de l'ouïe, les deux élèves ne
sentoient pas la privation ou l'impuissance de leur organe; aussi n'en étoient-
elles pas affligées. Mais à peine la lumière
fatale de l'instruction eut dissipé sur ce
point les ténèbres de leur intelligence,
que le sentiment douloureux de la privation vint déchirer leurs ames. L'humilia-
tion de se voir, en quelque sorte, dans
l'échelle des êtres au-dessous du chat et
de l'oiseau de la maison, aigrit leur humeur; et d'innocens animaux qui, le
matin, étoient encore les objets chéris
des amusemens et des caresses de ces
jeunes personnes, ne furent plus, après
la leçon, que de malheureuses victimes
de la jalousie, du dépit et de la haine.
Passions funestes ! qui sans cesse alimen-

tées par la présence des mêmes objets,
ont tourmenté deux cœurs sensibles dont
l'ignorance eût fait le bonheur.

Je citerai encore un exemple du danger
de l'instruction des Sourds-Muets dans la
personne de l'aîné *Luco*, qui est très-
instruit des dogmes de la religion catho-
lique. Il paroît que les idées religieuses
qui devroient le consoler, ternissent son
ame des ombres de la tristesse et le tour-
mentent d'avance au-delà du tombeau.
Voici ce que je tiens de sa mère :

Il y a quelques années qu'on annonça
dans le public la guérison miraculeuse
d'un sourd-muet, par les mérites de
Sainte-Anne-d'Auray, près Vannes. Ce pé-
lerinage a de tout temps été fort célèbre,
et la guérison opérée en présence d'une
foule immense de peuple, paroissoit avoir
toute la certitude qui convient aux événemens extraordinaires. *Luco* en est
instruit; il admire, il espère, il invoque
avec ferveur la bienheureuse Sainte-Anne.
C'est sur-tout pendant la nuit, confidente
discrète des affections humaines, que,

s'arrachant au sommeil, il passe des heures entières en oraison. A chaque instant il croit voir briser le nœud fatal qui tient son oreille et sa langue captives. O douleur! Sainte-Anne rejette les vœux d'une ame innocente et pure : *Luco* gémit, verse des larmes ; la tristesse qu'avoit bannie un moment d'espérance, retombe plus accablante sur son cœur.

Mais ce n'est point assez pour *Luco* de gémir sur cette terre de passage : le sentiment profond de ses malheurs le transporte au-delà des siècles, et ne lui montre dans le dogme de la résurrection des corps , que la crainte de se retrouver comme il est. Quand je ressusciterai , demandoit-il un jour à sa mère, serai-je encore muet? Pauvre jeune homme! de quel soin ton esprit s'embarrasse! Pourquoi t'avoir appris ce que ceux qui l'enseignent ne savent pas mieux que toi?

Si on examinoit ainsi de près tous ceux qui ont reçu des instructions plus relevées , on verroit peut-être que les jouissances qu'ils y trouvent n'égalent pas les soucis et les peines qui les accompagnent. Le bonheur, comme on le conçoit d'ordinaire, n'est guère qu'un mot vide de sens, une ombre vaine qu'on poursuit d'objets en objets, et qui s'évanouit dans leur possession. Il ne consiste point dans telle ou telle faculté, dans telle ou telle chose, dans tel ou tel événement, mais dans la conformité des facultés, des événemens et des choses avec notre manière d'être, de sentir et de penser. C'est une corrélation de l'être pensant avec lui-même, une jouissance morale de ce qui constitue son bien-être particulier : d'où l'on voit que les idées et les objets du bonheur varient nécessairement dans chaque individu, puisqu'il n'y en a pas deux qui existent, sentent et pensent de la même manière. Si cela est ainsi chez les hommes qui jouissent de tous leurs sens, comment apprécier le bonheur chez ceux que la nature n'a pas si bien traités ?

La nature n'a donné aux hommes que des besoins aisés à satisfaire : ils ont donc en eux-mêmes les moyens de se rendre heureux. Sous ce rapport, les Sourds-Muets nous sont égaux : et qui sait s'ils n'ont pas sur nous de l'avantage ? Car, où l'on trouve des moyens de jouissance, le désir vient d'en abuser, et les besoins factices sont quelquefois si voisins des besoins naturels, que les plus sobres n'apperçoivent pas toujours la ligne qui les sépare. Celui donc qui a peu de besoins étant plus heureux que celui qui en a davantage et qui peut chaque jour s'en faire de nouveaux, le Sourd-Muet se trouve par là plus près du bonheur, puisque les besoins sans nombre qui dérivent de l'ouïe et de la parole ne sauroient exister pour lui.

D'un autre côté, le plus grand fond des idées des hommes, comme l'a observé Fontenelle, étant dans leurs communications réciproques, et les communications des Sourds-Muets avec les hommes parlans étant très-bornées, leurs idées le sont aussi. Elles se rapportent presque uniquement aux objets physiques, dont la

sphère

sphère n'est rien , en comparaison des sphères intellectuelles que parcourt l'imagination, sans jamais trouver de limites , et sans pouvoir se fixer.

Citons en preuve le Sourd-Muet de Chartres, dont il est parlé dans l'Histoire de l'Académie des Sciences , pour l'année 1703. « A l'âge de vingt-trois ans , dit
» l'historien , il lui sortit une eau de
» l'oreille gauche , et il entendit ensuite
» parfaitement des deux oreilles. Aussitôt
» des théologiens habiles l'interrogèrent
» sur son état passé , et leurs principales
» questions roulèrent sur Dieu , sur l'ame,
» sur la bonté ou la malice morale des
» actions. Il ne parut pas avoir poussé
» ses pensées jusque-là , quoiqu'il fût né
» de parens catholiques , qu'il assistât à
» la messe , qu'il fût instruit à faire le
» signe de croix et à se mettre à genoux
» dans la contenance d'un homme qui
» prie ; il n'avoit jamais joint à cela au-
» cune intention : il menoit une vie pu-
» rement animale, tout occupé des objets
» sensibles et présens , et du peu d'i-

» dées qu'il recevoit par les yeux [1] ».

Le savant auteur de l'*Essai sur l'origine des Connoissances humaines, page 190 et suiv.*, a recherché avec beaucoup de soin quelles pouvoient être les facultés intellectuelles de ce Sourd - Muet. Il convient qu'ayant été élevé parmi les hommes, il en recevoit des secours qui lui faisoient lier quelques - unes de ses idées à des signes, et qu'il pouvoit indiquer par des gestes ses besoins et les choses qui pouvoient les soulager ; mais il prétend qu'il étoit sans mémoire comme les animaux ; la mémoire ne pouvant s'exercer qu'au moyen des signes artificiels ou d'institution que ceux-ci n'ont pas et qui lui manquoient. « Il est même vrai-
» semblable, dit-il, que pendant le cours
» des vingt-trois premières années de sa
» vie, il n'a pas fait un seul raisonnement.
» Raisonner, c'est former des jugemens
» et les lier, en observant la dépendance
» où ils sont les uns des autres. Or, ce

[1] Histoire de l'Académie des Sciences, tome 17, page 18.

» jeune homme n'a pu le faire tant qu'il
» n'a pas eu l'usage des conjonctions et
» des particules qui expriment les rap-
» ports des différentes parties du dis-
» cours. Enfin il avoit à peine une idée
» de la vie, parce qu'il ne savoit pas
» bien distinctement ce que c'étoit que
» la mort ». (*Page 295*).

Etre sans mémoire, sans raisonnement,
sans idée de la vie et de la mort, c'est
un état pire que celui des brutes qui, en
dépit des Cartésiens, se ressouviennent,
raisonnent et ont cette idée. Les faits
parlent trop haut pour qu'on en puisse
douter. Oui, les animaux ont de la mémoire ; ils raisonnent, puisqu'ils sont
capables d'instruction ; et qu'entr'eux,
comme parmi les hommes, il en est chez
qui ces facultés s'exercent plutôt, et d'une
manière plus parfaite. Ils ont une idée
de la mort ; voyez leurs combats ; souvent
le vainqueur s'acharne sur le vaincu,
jusqu'à ce qu'il l'ait laissé sans vie. Le
chien de chasse en fait autant du gibier ;
le cheval passe avec répugnance devant

un cheval mort ; l'éléphant s'afflige quand cette loi de la nature lui enlève son conducteur. D'où peuvent naître dans ces animaux de pareilles affections, si ce n'est de la différence qu'ils mettent entre la vie et la mort ? « Je n'ai eu d'autre » idée de la mort et de l'immortalité, » (c'est une Sourde-Muette qui écrit) » que par la vue des différens animaux » que je voyois périr. On me fit entendre » par signe que Dieu n'éprouvoit jamais » cet état.... Avant de savoir cela, on » me demandoit si je voulois voir tuer un » animal ; *je croiois que non.* Je pleurois » quand je voyois par hasard tuer un » oiseau, et un chien mort, à cinq ou » six ans. Lorsque je voyois, *avant cinq* » *ans,* passer les hommes enchaînés, » j'en étois *émue* de compassion ; on » vouloit me mener les voir pendre ; je » répondois *vivement* que non, que je » n'aimois point à voir mourir mes sem- » blables [1] ».

[1] Quelle gradation dans les idées, dans les senti-mens, dans les expressions ! La jeune enfant est

À ces témoignages de sensibilité, *de vertu* chez une Sourde-Muette sans instruction, puisqu'elle n'avoit pas cinq ans, je joindrai celui du philosophe de Genève, dans la préface de son Discours sur l'Inégalité des conditions parmi les Hommes. Voici comme il s'exprime.

« Méditant sur les premières et plus
» simples opérations de l'ame humaine,
» je crois appercevoir deux principes an-
» térieurs à la raison, dont l'un nous
» intéresse à notre bien-être et à la con-
» servation de nous-mêmes, et l'autre
» nous inspire une répugnance naturelle
» à *voir périr* ou *souffrir* tout être sen-
» sible et principalement nos semblables ».

émue de compassion en voyant passer des hommes enchaînés. Cette situation remue son ame, et ne la tourmente pas. S'agit-il d'aller les voir pendre? un sentiment plus rapide et plus fâcheux l'agite. Elle met dans sa réponse une vivacité qui marque la répugnance à se rendre au lieu du supplice pour les voir mourir. Enfin, veut-on tuer un animal devant elle, l'action lui semble présente, son ame est déchirée : elle crie que non. Voilà la nature où on ne la trouvera nulle part.

Ce que Rousseau croyoit appercevoir dans l'ame humaine, est le véritable instinct de l'homme. La faculté d'aimer quelque chose est naturelle à son espèce. Etroitement unie à un corps sensible, l'ame aime nécessairement l'objet auquel elle est unie, et la fin de cet amour est de lui procurer tout ce qui peut le satisfaire, et d'en écarter tout ce qui peut lui porter préjudice. Quand ce penchant naturel à aimer quelque chose nous porte vers des êtres sensibles, notre ame s'affecte pour eux de la même manière que pour nous-mêmes. Disposition tellement inséparable de sa nature, que le méchant qui ne trouve son bien-être que dans le malheur d'autrui, mais dont la sensibilité physique reçoit les atteintes de la douleur, ne peut se défendre de la pitié pour les objets de son affection qu'il voit dans la souffrance. Que des détracteurs du genre humain aient combattu cette vérité de sentiment, je n'en suis pas surpris. Mais peuvent-ils la méconnoître aujourd'hui qu'on la voit sortir, pour ainsi dire,

de sa source, et que l'organe qui la transmet ignore les vains sophismes et les dé-
guisemens ?

Si l'éducation de l'homme commence
dès le berceau, le masque dont elle le
couvre ne déguise pas tellement son caractère et ses inclinations naturelles,
qu'on ne puisse les reconnoître dans les
différens âges de la vie, malgré tout ce
que l'intérêt privé, la politique, l'usage
du monde, c'est-à-dire la dissimulation
habituelle dans le commerce social lui
suggèrent pour les cacher. A plus forte
raison doit-on les retrouver dans un individu que ses privations rendent étranger à ces mobiles, et qui se peint lui-
même, tant en bien qu'en mal, avec le
trait pur et naïf de la vérité. En nous
dévoilant son ame dès la plus tendre enfance, l'ingénue Sourde-Muette nous y
montre le germe préexistant des vertus, de
ces passions douces qui mettent l'homme
si fort au-dessus de la brute, la pitié,
l'amour de ses semblables, le chagrin de
les voir mourir.

N'allons donc plus chercher des preuves
chez les animaux ; c'est un individu de la
même espèce que celui de Chartres. Une
Sourde-Muette, qui dès l'âge de cinq ans
et même plutôt, a une idée de la mort,
avant qu'on lui ait appris ce que c'est
que l'immortalité. L'image de la mort
porte dans son esprit l'idée de la destruc-
tion d'un être animé, dont l'existence
avoit des rapports avec la sienne ; elle
n'en peut souffrir le spectacle. *Elle crie*
quand on veut tuer devant elle un animal, ou la rendre témoin du supplice
d'un criminel. Seroit-il donc vrai que
l'individu de Chartres n'eût point eu cette
idée pendant vingt-trois ans qu'il s'étoit
nourri d'animaux qu'on tuoit en sa présence, et lorsqu'il voyoit journellement
mourir ses semblables ? On aura d'autant
plus de peine à se le persuader, que l'auteur lui accorde la perception, la conscience, l'attention, la réminiscence et,
jusqu'à un certain point, l'imagination[1],
facultés de l'ame qui, si elles ne sont pas

[1] Page 195.

le raisonnement même, sont du moins en contact avec lui.

Dire que ce jeune homme n'a pas fait un seul raisonnement durant cette première et longue époque de sa vie, *parce qu'il n'avoit pas l'usage des conjonctions et des particules, qui expriment les rapports des différentes parties du discours*, c'est presque dire que les idées découlent du langage, tandis qu'elles en sont la source. Les mots ne sont que les signes et la forme des idées; or, pour établir ces signes et en varier la forme, il a fallu connoître tous les rapports qui existoient entr'elles, afin de donner à chacune le signe qui lui convenoit. Avant la formation des langues, il n'y avoit ni conjonctions ni particules. Cependant les hommes raisonnoient, beaucoup moins, sans doute, et moins bien que dans les académies ; mais enfin ils raisonnoient en proportion de leurs idées ; et ce n'est qu'en raisonnant sur des idées nouvelles, qu'ils ont trouvé de nouveaux signes, et que les langues se sont formées.

Dans l'ordre d'invention de ces signes, les conjonctions et les particules ont dû nécessairement arriver les dernières. Avant d'appercevoir les rapports des différentes parties du discours, il a fallu que ces parties fussent déjà dans un certain ordre ; ainsi la formation des langues , qui s'est traînée d'âge en âge sur la marche lente et pénible de l'esprit humain , étoit fort avancée quand on a reconnu la nécessité d'y joindre des signes qui exprimassent les rapports des différentes parties du discours. Jusque-là on s'étoit passé de conjonctions et de particules, en raisonnant pendant des siècles pour perfectionner le langage. La maxime , qu'on ne peut raisonner sans avoir l'usage de ces signes , n'est donc fondée que sur une abstraction métaphysique que l'expérience et un examen sérieux rejètent également.

On peut regarder la métaphysique comme le microscope des opérations de l'ame : elle en fait découvrir les plus petits élémens. Mais il en est du métaphysicien à-peu-près comme de l'artiste, dont le talent ne peut empêcher les illusions que produisent quelquefois l'imperfection des verres, les accidens de lumière, la mal-adresse ou la fatigue de l'observateur. Les raisonnemens métaphysiques sont les verres du microscope; les subtilités en sont les défauts, les conséquences placent l'objet hors du foyer d'observation.

C'est en raisonnant positivement sur des idées conjecturales, qu'on s'engage dans de fausses routes; et plus la dialectique est pressante, plus on s'écarte de la vérité. L'auteur a raisonné en métaphysicien qui se livre, sans réserve, à une imagination féconde; opposons-le à lui-même et sur le même sujet, dans un autre ouvrage qui est une dépendance du premier, et dans lequel il s'exprime en philosophe qui doute et s'arrête où l'évidence ne se montre pas à lui dans tout son jour. Je veux parler de sa Grammaire. Après avoir établi, Chap. IV, combien les signes artificiels sont nécessaires pour décomposer les opérations de l'ame, et nous en donner des idées distinctes ; il finit ainsi , p. 50.

« Dès que nous ne pouvons apperce-
» voir séparément et distinctement les
» opérations de notre ame que dans les
» noms que nous leur avons donnés, c'est
» une conséquence que nous ne sachions
» pas observer de pareilles opérations
» dans les animaux, qui n'ont pas l'usage
» de nos signes artificiels. *Ne pouvant*
» *pas les démêler en eux, nous les leur*
» *refusons* et nous disons qu'ils ne jugent
» pas , parce qu'ils ne prononcent pas
» comme nous des jugemens. *Vous évi-*
» *terez cette erreur,* si vous considérez
» que la sensation enveloppe toutes les
» opérations dont nous sommes capables.
» Si ces idées et ces opérations n'étoient
» pas en nous , les signes artificiels ne
» nous apprendroient pas à les distin-
» guer ; ils les supposent donc, *et tout*
» *animal qui a des sensations, a la fa-*
» *culté de juger, c'est-à-dire, d'apper-*
» *cevoir ces rapports.* »

J'ai recueilli plusieurs observations ten-
dantes à prouver que les animaux ont
entr'eux des signes artificiels ; mais ce
n'est pas ici leur place. Je dirai seulement que s'ils ont de tels signes, on ne
peut, d'après le sentiment de l'auteur,
leur refuser la mémoire ; et que s'ils n'en
ont pas, la mémoire peut s'exercer sans
cela, puisqu'il paroît certain que les animaux jouissent de cette faculté.

En combattant l'autorité d'un écrivain
tel que Condillac, dans une matière fort
abstruse, j'ai dû me défier de mes forces
et n'attaquer qu'avec réserve un si re-
doutable adversaire. Maintenant que, fort
de ses propres armes, je peux les tourner
contre lui, je marche avec confiance à
une victoire moins brillante, mais plus
sûre, qui doit terminer d'éternelles dis-
putes sur les animaux machines ou rai-
sonnans. Rapprochons le textes.

Dans l'*Essai sur l'origine des Connoissances humaines*, l'auteur dit expressé-
ment : que les animaux n'ont point de
mémoire, parce qu'ils manquent des si-

gnes artificiels pour se représenter leurs
idées. Il en dit autant du Sourd-Muet de
Chartres ; et par la même raison ; enfin
il pense que ce jeune homme n'a pas fait
un seul raisonnement pendant les vingt-
trois premières années de sa vie.

Dans sa Grammaire, il avoue franche-
ment que si nous n'appercevons pas dans
les animaux la faculté de juger, c'est que
nous ne savons pas démêler en eux *les
signes artificiels propres à rappeler leurs
idées*, et qu'ils ne prononcent pas comme
nous des jugemens. « Vous éviterez, dit-
» il, cette erreur, en considérant que la
» sensation enveloppe toutes les idées et
» les opérations dont nous sommes capa-
» bles. Tout animal qui a des sensations,
» a la faculté de juger, c'est-à-dire, d'ap-
» percevoir des rapports ».

Nous ne connoissons point assez la matière en général, et sur-tout la matière
vivante, pour assigner les limites de son
organisation, et les propriétés qui en découlent. Ce qu'on appelle instinct dans les
animaux, n'est qu'un mouvement aveugle

et nécessaire, qui ne donne pas la raison suffisante de toutes leurs actions. Il faut quelque chose de plus pour produire les actes réfléchis dont ils sont capables. Ce quelque chose, que j'appelle *principe*, est en rapport avec les sensations qu'ils reçoivent comme nous de la part des objets extérieurs. Toujours semblable, ou à-peu-près, dans les animaux de même espèce, il varie dans les autres, en raison de l'organisation particulière à chacune, et en constitue les mœurs.

Il n'y a que l'auteur de ce principe qui en connoisse la nature. C'est assez pour nous de savoir et de dire, avec Condillac, que *toute sensation renferme en soi les idées qu'elle peut produire, et les moyens d'en appercevoir les rapports*, pour affirmer, sans crainte de nous tromper, que tout animal a la faculté de juger, puisque toute matière vivante est naturellement sensible. Or, si tous les animaux jugent et raisonnent (car juger c'est raisonner, comme je le prouverai tout-à-l'heure), on ne peut leur refuser la mémoire.

Plusieurs choses sont nécessaires pour former un jugement.

1°. Il faut avoir la perception de certains objets ou de certaines idées.

2°. Il faut examiner les attributs et les propriétés de ces objets et de ces idées.

3°. Il faut affirmer les rapports de convenance et de disconvenance de ces objets et de ces idées, avec les attributs et les propriétés, d'où se forme le jugement.

Or, ces opérations de l'intellect supposent la mémoire, puisque sans elle on ne pourroit ni examiner, ni comparer, ni juger. On ne peut juger sans raisonner ; donc, tous les animaux sentent, jugent et raisonnent ; trois facultés inséparables de toute matière vivante suffisamment organisée, en qui le principe organique n'a point éprouvé d'altération.

Je dis, contre le sentiment des grammairiens [1], que juger c'est raisonner. Tout

[1] De l'opération de juger naît celle de raisonner. Le raisonnement n'est qu'un enchaînement de jugemens qui dépendent les uns des autres. Condillac, Origine des Connois. humaines, Ch. VIII. P. 113.

jugement

jugement renferme en soi , non seulement les idées principales du sujet et de l'attri- but qui en font la matière, mais encore les idées accessoires qui servent à déter- miner ce sujet et cet attribut.

Quand je dis, *cette maison est grande,* je forme un jugement qui renferme les idées principales de maison et de gran- deur ; mais il renferme en même temps l'idée accessoire de différentes maisons que j'ai vues , laquelle sert à me faire connoître que ce que je vois est aussi une maison ; car , sans cette idée antérieure et sa réminiscence, je ne saurois pas si ce que je vois est une maison , ou toute autre chose.

Ce jugement renferme encore l'idée de la différence entre les proportions des maisons que j'ai vues , et les proportions de celle que je vois. L'idée de grande, qui forme l'attribut de celle-ci , rappelle nécessairement l'idée de petite qui con- vient aux autres , et c'est par la compa- raison qui s'en fait à l'instant dans mon esprit, que j'affirme de la première qu'elle

F

est l'attribut de la maison que je vois. Ainsi en disant, *cette maison est grande,* c'est comme si je faisois ces raisonne-mens :

J'ai vu plusieurs objets qu'on appelle des maisons ;

Ces objets ressemblent à celui que je vois;

Donc, l'objet que je vois est une maison :

Voilà pour le sujet.

Les maisons que j'ai vues sont petites, parce qu'elles ont peu d'étendue et de hauteur,

Celle que je vois a beaucoup d'étendue. et de hauteur ;

Donc, cette maison est grande :

Voilà pour l'attribut.

Rendons ceci encore plus sensible, par un exemple en sens contraire, tiré de la Grammaire même de Condillac ; Précis des Leçons préliminaires, p. xciij.

« Un homme vertueux mérite d'être » récompensé ;

» Pierre est un homme vertueux ;

» Donc, Pierre mérite d'être récom-» pensé ».

Voilà, dit l'auteur, un raisonnement ; il est formé de trois jugemens qu'on appelle *propositions*.

Eh bien! prenez le dernier jugement qui exprime la relation et la dépendance entre les deux autres, *Pierre mérite d'être récompensé* ; vous reconnoîtrez que l'idée accessoire de vertu, ou d'action méritoire, est nécessairement jointe à l'idée principale de *Pierre*, qui est le sujet, et que l'idée de récompense, qui est l'attribut, renferme celle de quelque chose que *Pierre* doit recevoir pour sa vertu, ou sa bonne action. Car, si je demande pourquoi *Pierre* mérite d'être récompensé, et qu'on ne puisse pas m'en dire la raison, je vois que celui qui fait ce jugement, n'a aucune idée dans l'esprit, et que c'est par hasard qu'il a prononcé ces paroles, auxquelles il n'attache aucun sens. Mais si celui qui prononce ce jugement est en état de me répondre, il liera nécessairement à l'idée de *Pierre*, celle de *vertu*, par opposition *à celle de vice*, et l'idée de *récompense* à celle de *puni-*

tion. En effet, on ne peut savoir que la vertu mérite d'être récompensée, qu'on ne sache en même temps que le vice doit être puni, et c'est de cette connoissance que se forment les deux premiers jugemens, dont le troisième est la conséquence ; *Pierre mérite d'être récompensé.*

Maintenant, qu'on analyse le premier jugement, *un homme vertueux mérite d'être récompensé* : on verra qu'il n'est également que la conséquence d'autres propositions sous-entendues sur les idées de *vice* et de *vertu,* de *punition* et de *récompense.* Il faut dire la même chose du second jugement, qui renferme des idées comparatives entre des hommes vertueux et d'autres qui ne le sont pas, d'où se tire la conséquence, *Pierre est un homme vertueux.*

Les trois jugemens qu'on vient d'analyser, sont donc, chacun séparément, un raisonnement aussi complet que celui formé par les trois jugemens pris ensemble ; en sorte que la seule différence matérielle qu'il y ait entr'eux , de même qu'entre celui-ci, *cette maison est grande*, c'est que dans l'un , les propositions d'où se tire la conséquence , sont exprimées , et qu'elles sont sous-entendues dans les autres. Il en est de plus simples opérations de l'esprit , comme des sensations. Tout s'y passe si rapidement , l'habitude en rapproche tellement les extrêmes , que sans le secours de l'analyse , l'intermédiaire s'efface et se confond avec eux.

La proposition de Condillac , que *raisonner c'est former des jugemens et les lier, en observant la dépendance où ils sont les uns des autres*, peut donc s'appliquer disjonctivement pour le premier membre, ou en son entier, à un simple jugement , comme à une période. Un jugement est un petit raisonnement , et un raisonnement en forme est un petit discours. Ce sont des mêmes actes de l'entendement, dans un sens plus ou moins étendu. Puis donc que l'on accorde à tout animal qui a des sensations, la faculté de juger , il faut aussi lui accorder

celle de raisonner, et par conséquent la
mémoire, sans laquelle on ne peut faire
aucun raisonnement [1].

Cette question physico-morale étant
jugée en faveur des animaux, il y auroit
de l'injustice à refuser les mêmes préro-
gatives au Sourd-Muet de Chartres. Elles
lui appartiennent comme animal qui a des
sensations; de plus, en qualité d'homme
dont l'organisation comporte un plus
haut degré d'intelligence, et qui, dans le
commerce habituel de ses semblables, a
trouvé des secours que les animaux ne
trouvent jamais. S'il étoit vrai qu'il n'eût
pas fait un seul raisonnement pendant
les vingt-trois années de sa surdité, il

---

[1] J'espère qu'on me pardonnera cette digression
sur la mémoire et le raisonnement dans les animaux. Puisqu'on leur assimile les Sourds-Muets,
dans la prétendue privation de ces deux facultés,
il entroit nécessairement dans mon sujet de traiter
cette question. Toute ma crainte est de n'avoir
peut-être pas mis dans l'expression de mes idées
autant de clarté que je le désirois, et que l'exige
la sécheresse des discussions grammaticales.

n'auroit raisonné de sa vie, et l'on n'en pourroit trouver la cause que dans une imbécillité absolue. On dit, au contraire, que ce jeune homme n'étoit pas sans esprit ; et l'historien de l'académie rapporte un fait qui marque en lui beaucoup de jugement et de prudence. Ce ne fut que trois ou quatre mois après que ses oreilles eurent été ouvertes aux impressions sonores, qu'il instruisit ses parens de son nouvel état. « Il fut, dit l'historien, ces » trois ou quatre mois sans rien dire, » s'accoutumant à répéter tout bas les » paroles qu'il entendoit, et s'affermissant » dans la prononciation et dans les idées » attachées aux mots ».

La meilleure preuve de l'habitude où il étoit de raisonner avant d'entendre, c'est qu'au lieu d'un mouvement brusque et machinal, qui marque toujours dans les animaux les sensations imprévues, le nouvel homme commande à la sienne, malgré l'extrême surprise dont il est frappé. Arrêté sur lui-même, il considère son nouvel être ; il s'étudie. Déjà il

entrevoit des relations qui vont s'ouvrir
entre lui et ses semblables, entre lui et
toute la nature. Mais humilié par le sentiment de son ignorance dans la nouveauté
de ses sensations, il écoute l'amour-propre, ce puissant mobile du cœur humain,
qui lui dit, « arrête; le moment n'est pas
» venu de te placer au rang que tu occu-
» peras un jour dans la société. Les autres
» hommes parlent et tu ne peux parler,
» tu ne sais même pas comment ils par-
» lent. Attends que tes oreilles te l'aient
» appris, et que ta langue puisse pro-
» noncer les mots qu'elles auront enten-
» dus. Quand tu seras en état de rompre
» le silence, parle, annonce à l'univers,
» surpris, ce triple prodige de la nature,
» de la raison et de l'esprit abandonné
» à lui-même dans une conjoncture aussi
» extraordinaire ».

On ne peut disconvenir que ces idées
et ces raisonnemens n'aient déterminé la
résolution que prit notre jeune homme,
à l'instant même qu'il venoit d'entendre,
de ne le pas faire connoître à ses parens.

Il en suivit scrupuleusement la marche dans le cours secret de son apprentissage; ce qui ne pouvoit venir que d'un esprit déjà exercé. Néanmoins je suis porté à croire, qu'excepté dans les pratiques religieuses, auxquelles il ne pouvoit rien comprendre, son éducation avoit été fort négligée; c'est ce qui a fait dire « qu'il menoit une vie purement » animale, tout occupé des objets sensi- » bles et présens, et du peu d'idées qu'il » recevoit par les yeux ». Mais peut-on supposer qu'il ne recevoit pas aussi des idées par les autres sens ?

Il n'y avoit point alors en France d'instituteurs des Sourds-Muets. Celui-ci, au moyen des habitudes acquises dans les communications sociales, avoit perdu en facultés physiques, sans gagner beaucoup en facultés morales, et il n'en étoit pas plus malheureux, comme je crois l'avoir prouvé de tous les Sourds-Muets en général. Aujourd'hui la thèse est différente. Des hommes recommandables, que l'antiquité eût mis au rang des dieux, et qui dans

le siècle des lumières et de la philosophie, n'ont recueilli que de stériles éloges
ou des persécutions, opèrent facilement
sous nos yeux dans ces êtres disgrâciés
une seconde création. Nouveaux Promé-
thées, ils portent dans leurs ames le feu
sacré du génie, et, par un pouvoir magique, ils font sortir de ces machines im-
parfaites tous les développemens d'une
intelligence perfectionnée dans bien des
points, où des hommes entendans et
parlans ne sont pas toujours capables
d'atteindre. Mais, je le demande, ces habiles maîtres ont-ils fait quelque chose
pour le bonheur de leurs élèves? J'ai
répondu d'avance à cette question. On a
vu combien les idées religieuses tour-
mentoient le malheureux *Luço*; combien
celle de l'ouïe a été funeste aux deux élèves
de l'abbé de l'Épée. Encore cette idée n'é-
toit-elle pas exacte, et ceux qui témoi-
gnèrent une grande joie de savoir, selon
lui, *ce que c'étoit que d'entendre*, se
réjouissoient de ce qu'ils n'entendoient
pas. En voici la preuve.

Quand on veut analyser la moindre perception , c'est-à-dire l'opération de notre esprit la plus simple et la plus instantanée; ou, ce qui revient au même, quand on veut réduire cette perception aux divers élémens qui concourent à la former, on est tout surpris de la longue chaîne d'opérations qu'il faut parcourir pour arriver au terme de l'analyse. Par exemple, dans la simple perception de l'ouïe, on trouve pour élémens : 1°. un corps sonore ; 2°. une force qui met en mouvement les parties intégrantes et élémentaires de ce corps; 3°. la présence de l'air sonore propre à recevoir la communication de ce mouvement; 4°. cette communication transmise aux parties environnantes de l'air ; 5°. la continuation du mouvement des parties de l'air jusqu'à l'oreille ; 6°. l'ébranlement que reçoivent les différentes parties de l'oreille par l'air sonore qui les frappe ; 7°. l'impression que cet ébranlement transmet jusqu'au siége de la pensée ; 8°. l'attention que l'ame qui est là pour recevoir cette impression, y apporte, ce qui achève la perception.

Certes, le commun des hommes est loin de penser qu'il se fasse tant d'apprêts et de mouvemens dans l'instant indivisible où nous sommes avertis du son qui frappe nos oreilles. Cependant, tous ceux que je viens de décrire sont tellement nécessaires à la perception de l'ouïe, que s'il en manque un seul, cette perception n'a plus lieu. C'est ainsi que l'Être-Suprême a rempli ses œuvres de merveilles dont nous jouissons sans les connoître, tant que nos organes se trouvent dans un état convenable aux fonctions qui leur sont départies. Mais survient-il quelqu'imperfection dans leur usage, le besoin nous ramène à l'observation de ces merveilles, et c'est en les décomposant pour ainsi dire par l'analyse, qu'on découvre avec admiration la chaîne qui les lie, qu'on parvient quelquefois à en réparer les anneaux, et qu'on rend enfin à leur auteur les tributs de reconnoissance et de gloire qui lui sont dûs.

Pour peu qu'on ait suivi attentivement cette analyse de la faculté d'entendre, on aura reconnu d'abord en quoi pèche celle de l'abbé de l'Épée. Le principal anneau manque dans la chaîne des élémens. Les élèves ont bien vu la balle d'ivoire et le mouvement ondulatoire qu'elle a occasionné dans l'eau de la terrine ; ils ont vu la main et l'écran qui ont mis en mouvement l'air de la chambre, et ils ont compris (ce qui étoit déjà une erreur) que cet air étoit transporté comme l'eau d'un mouvement semblable jusqu'aux murailles, et chemin faisant, aux oreilles de ceux qui étoient présens. Mais le corps sonore, le son qui fait l'objet immédiat de l'ouïe, où sont-ils ? Les élèves ont-ils pu les voir, les comprendre ? non, certainement. La balle, la main, l'écran, n'en présenteront jamais l'idée.

D'ailleurs, l'eau de la terrine est une image trop imparfaite, même aux yeux de ceux qui entendent, pour leur donner une idée juste de la propagation du son. Il n'en est pas des *ondes aëriennes* comme

des ondes aqueuses[1]. Les premières se
forment dans un plan sphérique, d'où
elles se répandent en tout sens. Elles se
transmettent à raison de leur élasticité
avec une vîtesse très-grande, toujours
uniforme, et qui n'augmente ni ne dimi-
nue, quoique leur grandeur vienne à
changer ; enfin, elles se réfléchissent des
surfaces qui ne peuvent les absorber ou
leur donner passage.

Les ondes aqueuses se comportent dif-
féremment ; elles se forment dans un plan
horizontal, ce qui n'indique pas comment
le bruit qui se fait au second étage d'une
maison, peut être entendu au premier
et au troisième ; elle se meuvent lente-

---

[1] Je dis les ondes aëriennes, pour me conforme r
au langage et aux idées reçues, touchant la propagation du son ; mais si on réfléchit que le milieu
conducteur n'est pas l'air atmosphérique, et que
le son suit, à la vîtessse près, les mêmes loix que
la lumière, on sentira que le système d'ondulation
demande un examen plus approfondi. Car pourquoi des ondes sonores et aëriennes, plutôt que
des ondes lumineuses ?

ment , et leur vîtesse diminuë à mesure
qu'elles s'étendent , ce qui n'indique pas
non plus comment le son parvient ins-
tantanément à des distances fort inégales ;
enfin , elles ne reviennent pas sur elles-
mêmes après avoir frappé les bords de la
terrine , ce qui exclut toute idée du son
réfléchi.

Quelque chose qu'on fasse , l'idée des
sons ne peut donc pas plus entrer dans
la tête d'un Sourd-Muet , que celle des
couleurs dans la tête d'un aveugle. *Saun-*
derson , célèbre professeur de mathémati-
ques dans l'université de Cambridge, étoit
né aveugle. Son génie ardent qui l'avoit
élevé aux plus sublimes connoissances ,
et qui lui faisoit enseigner avec tant de
facilité aux autres les formes et les propriétés des corps , s'indignoit contre le
voile épais qui lui déroboit le magnifique
spectacle de l'univers. Il épuisa toutes les
ressources d'une imagination féconde pour
faire naître dans son esprit l'idée des couleurs. De leur côté , ses amis les plus
éclairés employèrent tout ce que des sa-

vans dans l'art d'analyser les idées peuvent imaginer de plus propre à les rendre,
et à les faire concevoir distinctement aux
autres. Un jour qu'on l'avoit entretenu
long-temps sur ce sujet, et qu'il s'étoit
impatienté de n'y rien comprendre, on
finit par lui dire de l'écarlate, que c'étoit
une couleur très-éclatante. « Ah ! je con-
» çois maintenant, s'écria Saunderson
» transporté de joie; oui, je conçois : la
» couleur écarlate est comme le son d'une
» trompette ». Eh bien ! les Sourds de
l'abbé de l'Épée comprenoient l'ouïe par
les yeux, comme Saunderson compre-
noit l'écarlate par les oreilles !

Accoutumés que nous sommes à voir
des aveugles-nés exécuter toutes sortes
d'ouvrages, et même les nuancer de différentes couleurs, pourquoi, m'a-t-on dit,
ne voulez-vous pas que des Sourds-nés
exécutent des choses qui dépendent de
la faculté d'entendre? En voici la raison.

Le sens de la vue est une espèce d'enchanteur qui, d'un clin-d'œil, nous fait
toucher aux cieux, qui concentre dans

un

un point l'immense tableau de la nature,
mais qui marche environné d'illusions et
d'erreurs [1]. Le pouvoir magique qu'il
exerce dans l'ensemble de tant d'objets
divers, s'affoiblit souvent dans le détail
des objets particuliers. Une tour carrée
paroît ronde à une certaine distance ; tous
les jours on dispute sur les couleurs, sur
les attributs visibles des corps ; il falloit
donc un régulateur commun pour nous
ramener à l'uniformité, dans les jugemens
que nous portons des objets à la simple
vue, et dont l'erreur, en bien des circonstances, pourroit nous devenir funeste ;
ce régulateur, c'est le toucher. Il falloit
que le sens le plus étendu et le plus rapide fût soumis à la censure de celui qui
l'est le moins, qui ne va qu'en tâtonnant,
et qui par sa marche lente et réfléchie,
en devient un censeur plus sévère et plus
juste.

Pendant le jour, le toucher est le com-
plément de la vue. Dans les ténèbres de

[1] Ceux qui ont vu Panorama doivent être bien
convaincus de cette vérité.

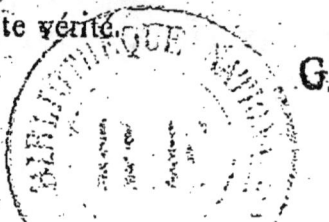

la nuit ou de la cécité, c'est une sorte de
vision particulière qui s'applique immé-
diatement aux surfaces des corps, parcourt l'une après l'autre toutes leurs di-
mensions, reconnoît toutes leurs propriétés tactiles, et qui comme toutes les
autres facultés physiques, se perfectionne
d'autant plus qu'elle s'exerce davantage.
Elle doit être très - énergique dans les
aveugles qui l'emploient sans cesse, et
sur-tout dans les aveugles-nés. C'est par
elle que Saunderson devint un des plus
grands mathématiciens de son temps.
Le tact étoit, dit-on, si délicat chez cet
homme extraordinaire, que la différente
pression de l'air l'avertissoit d'un nuage
qui passoit sur sa tête, ou d'un objet
qui se rencontroit devant lui.

Si le toucher est une sorte de vision
qui rectifie les erreurs des yeux, la vue
est une sorte de toucher qui vérifie le
rapport des doigts ; ces deux sens viennent efficacement au secours l'un de l'autre, et toute matière peut être l'objet de
leur affection. Il en faut dire autant de

l'odorat et du goût. L'odeur de certains
mets excite l'appétit; d'autres causent
des nausées ,. et les animaux , quand on
leur en présente auxquels ils ne sont pas
accoutumés ; commencent toujours par
les sentir. Cependant le goût et l'odorat
ne s'appliquent pas généralement à toutes
sortes d'objets comme la vue et le toucher. Il n'y a que les saveurs qui affectent le goût. *L'arome*, ou le principe
odorant , est l'unique objet de l'odorat; mais ces quatre sens ont cela de
commun, qu'ils se prêtent mutuellement
assistance , et que les matières qui les
affectent portent des caractères bien mar-
qués [1].

Privée de toute communication avec
les autres sens, l'ouïe n'a pas les mêmes

[1] Dans un mémoire sur divers moyens de rendre
sensibles à la vue les émanations des corps odo-
rans, dont extrait a été lu par Fourcroy à l'institut national , l'auteur, M. Prévost, de Genève,
croit avoit trouvé le moyen de rendre l'odeur sensible , non seulement à la vue , mais même au
tatc.

avantages. Elle n'est accessible par aucune substance connue [1] : on diroit même
que tout agent matériel, quelque subtil
qu'on le suppose, est encore trop gros-
sier pour les charmes de l'harmonie. L'air
qui ébranle les portes du sanctuaire n'est
pas le mobile qui résonne dans son enceinte, et qui met en jeu ses accords.
Ceci demande des éclaircissemens qui
m'écarteroient trop de mon sujet, et qui

[1] Tous les physiciens conviennent que l'air sonore, ou plutôt le fluide conducteur du son, n'est
point de l'air; qu'il n'est pas du moins cet air gros-
sier que nous respirons, qu'on déplace en marchant, ou par le jeu d'un soufflet. J'ai lu dernière-
ment dans un écrit nouveau dont je ne me rappelle
pas le titre, qu'on proposoit d'admettre le fluide
électrique pour conducteur du son. Le comte de
Tressan croyoit l'avoir prouvé dans son Traité du
fluide électrique; mais cet agent bannal qu'on met
à tout, quand on ne sait où prendre les vrais agens,
n'est certainement pas chargé de cet emploi; car
le son qui va comme la foudre, en comparaison
de l'air, marche à pas de tortue, au regard de
l'électricité qui est la foudre même, et qui parcourt en un clin-d'œil les points opposés de l'ho-
rizon.

feront la matière d'un mémoire particulier sur la nature du son. Je dirai seulement que c'étoit une illusion trop forte
chez l'abbé de l'Épée , de croire qu'il
avoit fait comprendre à ses élèves ce que
c'est que d'entendre , sur-tout après avoir
fait l'aveu, « que comme on ne peut donner
» à un aveugle de naissance une idée dis-
» tincte de la différence des couleurs , on
» ne peut donner non plus à un Sourd-
» Muet une idée distincte de la différence
» des sons que la prononciation des dif-
» férentes lettres produit dans les oreil-
» les ».

J'admirerai , si l'on veut , l'art et la
patience de l'instituteur pour faire parler
les Sourds-Muets. L'élève Lapujade pro-
nonça , dans un exercice public , un discours latin de cinq pages et demie; dans
l'exercice de l'année suivante , il soutint
une dispute en règle sur la définition de
la philosophie dont il détailla la preuve,
et répondit en toute forme scholastique
aux objections d'un de ses condisciples.
Une Sourde-Muette récitoit de vive voix

les vingt-huit chapitres de Saint-Mathieu
et l'office des primes.[1]

Voilà, sans doute, des prodiges. Mais
quel avantage en revenoit-il aux élèves?
Qu'étoit-ce autre chose pour l'instituteur
que le mérite d'une grande difficulté vain-
cue? Lapujade et son camarade disputoient
sur la philosophie par des argumens com-
muniqués. L'un savoit l'objection et l'autre
la réponse; mais ils n'auroient pu changer
de thèse. La fille qui récitoit tout Saint-
Mathieu, n'auroit pas dit un verset de
Saint-Jean. C'étoient des machines mon-
tées pour rendre des sons qu'elles n'entendoient pas, comme une vielle organisée joue des airs sans les entendre. Un
Sourd-Muet qui parle et le canard de
Vaucanson qui boit, mange et digère,
sont deux objets de curiosité également
dignes de figurer à la foire.

Qu'on ne s'occupe donc plus de faire
parler les Sourds-Muets par les seuls
mouvemens du gosier, de la langue et

[1] Véritable manière d'instruire les Sourds-Muets,
page 202.

des lèvres : le vrai moyen de délier leur langue, c'est d'ouvrir leurs oreilles. Je sais qu'on a fait des tentatives qui n'ont pas réussi ; mais il ne faut pas s'en étonner ; elles sont en petit nombre, et peut-être s'y est-on mal pris : j'en peux même citer quelques exemples.

La Sourde-Muette dont j'ai déjà parlé plusieurs fois m'écrivoit, le 29 pluviôse an 7 : « J'oubliois de vous dire qu'on a arraché quelques choses dans mes oreilles, » qui me faisoient grand mal ». L'aîné Luco a éprouvé un genre de supplice encore plus cruel. Après avoir employé inutilement les vésicatoires, les purgatifs et une foule d'autres remèdes, le chirurgien qui le traitoit ordonna de lui frotter la langue avec la plus forte moutarde ; comme si la langue eût pu parler avant que l'oreille eût entendu, et que l'effet dût cesser avant la cause. Ces frictions occasionnèrent une telle inflammation à la langue, au palais et dans toute la tête qui enfla prodigieusement, que le sang sortit avec abondance par la bouche, par

G 4

le nez et même par les yeux. Le malade souffroit avec courage, dans l'espérance de recevoir enfin le don de la parole. Il sollicitoit même son père qui lui faisoit les frictions, de les répéter plus souvent ; mais celui-ci alarmé de l'état où il voyoit son malheureux fils, dit qu'il aimoit mieux le laisser sourd et muet toute sa vie, que de lui faire souffrir davantage de pareils tourmens.

Que ces funestes accidens ne nous découragent point. Profitons des fautes de l'ignorance pour faire des tentatives plus heureuses. On aura lieu de s'en flatter, si ce travail se fait en grand, et qu'il soit confié à des hommes qui sachent étudier la nature, la suivre dans sa marche et seconder ses efforts.

DEUXIÈME PARTIE.

L'Être-suprême a établi pour la perfection de ses ouvrages des loix générales, d'après lesquelles tout doit s'accomplir dans un ordre constant et nécessaire à ses fins. Quelquefois il arrive que des causes perturbatrices viennent déranger l'économie de ces loix. Quand cela se passe chez des êtres organisés et vivans, les individus éprouvent dans leur organisation des changemens proportionnés à la nature et à l'énergie des causes qui agissent en eux. Tantôt ces changemens se manifestent au-dehors, sous des formes extraordinaires; ainsi on voit des hommes naître sans bras ou sans jambes; d'autres avec un seul bras et une seule jambe, etc.; tantôt les choses se passent dans l'intérieur même des individus, sans troubler leurs fonctions organiques : telle est la

transposition des viscères, plus fréquente
qu'on ne pense, et dans laquelle les fonctions vitales s'exercent régulièrement.
D'autres fois les fonctions naturelles sont
troublées, ou manquent totalement par
un vice d'organisation, soit externe, soit
interne, comme chez les Sourds-Muets
de naissance. Dans cette espèce, le vice
peut provenir de différentes causes :

1°. Faute de quelques parties essentielles
à l'ouïe, telles que les osselets, ou seulement un d'entr'eux.

2°. Par leur mauvaise conformation.

3°. Si la membrane du tympan est
osseuse ou cartilagineuse.

4°. Si une congestion humorale remplit,
obstrue les conduits et les cavités des
oreilles.

Quand on voit des mains à quatre doigts
et des doigts de travers, n'est-on pas
fondé à dire que des osselets peuvent
manquer dans les oreilles ou être mal
conformés ? Si nous n'avons pas une égale
certitude touchant ces deux imperfections,
c'est que l'une s'offre journellement et

d'elle-même aux yeux , et que l'autre,
profondément cachée , demande des recherches qu'on ne fait pas ou qu'on fait
trop rarement. Le hasard m'a fourni une
observation très-intéressante en ce genre.

Je disséquois une oreille de veau.
Ayant ouvert avec les précautions convenables la caisse du tambour pour voir les
osselets en situation , je trouvai l'enclume
articulée avec la tête du marteau dans la
position naturelle, mais le manche manquoit en entier. L'extrémité du col où
tient le manche , étoit assez unie pour
mettre en doute si l'os avoit été fracturé
dans cet endroit. La tête du marteau et
l'enclume étoient fort petites , et d'une
conformation un peu différente des autres.
L'étrier étoit cartilagineux , excepté à la
base, où l'on appercevoit un commencement d'ossification.

Je fis part de cette découverte à la Société de Médecine et des Arts de Nantes.
J'apportai pour pièces de comparaison
les osselets de plusieurs oreilles de veau,
dont les uns étoient articulés , d'autres sé-

parés, et des marteaux dont j'avois cassé les manches. On en cassa aussi plusieurs, et après un examen sévère à l'œil nud et à la loupe, les avis restèrent partagés, les uns pour l'absence totale du manche, les autres pour la fracture. J'observerai qu'on tenta, et que depuis j'ai tenté inutilement de casser des manches dans le même endroit où manquoit celui dont il s'agit, précisément au-dessous de l'apophyse grêle; ils rompoient presque tous dans la partie grêle ou moyenne, et les cassures n'étoient point aussi unies que l'endroit de notre observation : ainsi, dans l'opinion que le manche manquoit naturellement, le veau à qui cette oreille avoit appartenu étoit né sourd, et l'eût été toute sa vie. Toute personne en qui se trouveroit la même imperfection, ou quelqu'autre aussi capitale, seroit toujours sourde et muette.

Il faut convenir que l'art est sans moyens contre de pareils obstacles ; mais ceux qui viennent d'empâtement, d'obstruction dans les oreilles, ne sont pas invincibles;

et la nature peut , dans certains cas ,
réparer son propre ouvrage. C'est ce qui
arriva au Sourd-Muet de Chartres qui ,
à l'âge de vingt-trois ans, rendit naturellement une espèce d'eau par l'oreille gauche,
et entendit ensuite parfaitement des deux
oreilles. Puisque la cause de sa surdité
étoit de nature à céder aux seules forces
de l'organisation , il eût été bien intéressant , à la mort de cet individu , d'examiner l'intérieur de ses oreilles. On eût
pu y trouver quelqu'indice des moyens
propres à accélérer cette crise salutaire.
Mais ce que la nature a fait dans cette
occasion , elle le peut faire encore ; en
voici un exemple récent.

Il y avoit l'hiver dernier (an 7) , dans
le port de Nantes , un marin né Sourd-
Muet , âgé de 28 ans , qui entend et parle
aujourd'hui fort bien , sans qu'on lui ait
fait de remède. Ce fut à la fin de sa
vingt-septième année qu'il eut , pour la
première fois , quelque connoissance du
bruit. Peu-à-peu ses oreilles se débou-
chèrent sans effort , sans douleur , et elles

acquièrent de jour en jour plus de sensibilité. Dès les premières années de sa
jeunesse, ce Sourd-Muet montra de grandes dispositions pour la marine ; et il est
devenu un sujet précieux à l'état, un
excellent matelot. C'est un homme de belle
taille, d'un tempérament robuste, d'un
esprit actif et fort intelligent; mais d'un
caractère violent et indomptable, qui le
mettoit souvent aux prises avec son patron. A la moindre réprimande, il le menaçoit de le quitter, lui donnant à entendre qu'il pourroit se passer de lui, et
qu'il iroit travailler à Brest , où il gagne-
roit de l'argent. Depuis qu'il a trouvé
l'usage de l'ouïe et de la parole, son humeur est devenue plus traitable, et il s'ar-
range beaucoup mieux avec son patron,
qui est en même temps son bienfaiteur.
Je n'ai point vu ce jeune homme; mais je
tiens ces faits de Luco père, charpentier
de navire, qui le voyoit et lui parloit tous
les jours.

Voici donc un second phénomène,
pareil à celui du jeune homme de Chartres.

Eh ! que savons-nous s'il n'y en a pas
beaucoup d'autres qui ont échappé à notre
connoissance, faute d'observateurs capables de nous les faire connoître. Enfin, si
nous n'en voyons pas arriver plus souvent, il s'en faut peut-être de bien peu.
Ces considérations me paroissent suffi-
santes pour déterminer à entreprendre la
guérison des Sourds-Muets. On trouvera,
je pense dans les observations suivantes,
des motifs d'encouragement et des espérances de succès.

Il y a lieu de croire que la surdité naturelle vient, le plus souvent, d'un empâtement d'humeurs dans les oreilles,
qui en paralyse les fonctions. On observe
qu'il y a toujours une oreille plus paralysée
que l'autre. Chez la Sourde-Muette dont
il est fait mention dans la première partie,
c'est l'oreille gauche. L'œil du même côté
est aussi moins bon que le droit. J'ai traité
pendant six mois une jeune fille de quatorze
ans ; chez qui cette différence étoit tran-
chante. A l'âge de quinze mois ses parens
lui firent sonder les oreilles. Il s'en trouva

une absolument insensible ; (les parens ne se rappellent pas laquelle) mais à peine la sonde eut-elle été introduite un peu avant dans l'autre, que l'enfant jeta des cris et retira promptement la tête. Dans le traitement que je lui ai fait, et qu'on trouvera dans la troisième partie, l'oreille droite est restée, pendant un temps, insensible à l'action des remèdes qui agissoient vivement sur l'oreille gauche. Il est sorti de cette dernière, pendant quinze jours, une humeur assez abondante, blanche, épaisse et sans odeur. La patiente a rendu par la bouche une humeur purulente et fétide, qui ne pouvoit venir que de l'intérieur de l'oreille par la trompe d'eustache. Au bout de deux mois elle entendit, pour la première fois, le son du violon.

Le même traitement a été administré à trois enfans de Luco par leur mère, trop d'éloignement ne m'ayant pas permis de le faire moi-même. Suivant son rapport, deux garçons ont rendu par les oreilles des fragmens d'une pellicule jaunâtre,

nâtre, de la largeur d'une lentille, que je
présume être du cérumen desséché sur
les parois du conduit auditif, et que les
injections en détachoient. Une fille âgée
de neuf ans a rendu par la bouche des
matières glaireuses fort abondantes. Tous
n'ont ressenti d'autre incommodité que
des maux de tête qui ont duré deux jours.
Des injections trop fréquentes, et pous-
sées trop fortement dans les oreilles,
avoient occasionné ces accidens, qui ces-
cèrent en diminuant le nombre et la force
des injections. Ces faits indiquent bien
clairement la présence d'une humeur dans
les oreilles.

On lit dans la Bibliothèque Germanique,
tome Ier., n°. 4, du mois de nivôse an 7,
que *Heroldt*, chirurgien à Copenhague,
s'est convaincu, par des recherches anatomiques faites sur des animaux avant
leur naissance, que les trompes d'eustache, lorsque le fœtus est encore contenu
dans la matrice, sont remplies de la liqueur de l'amnios et de mucus; en sorte
qu'il s'établit un équilibre entre les fluides

H

extérieurs et ceux du dedans , *sans lequel la membrane du tympan souffriroit une compression violente de la part de l'eau dans laquelle nage le fœtus*. Cette découverte le conduisit naturellement à une autre ; c'est que la liqueur de l'amnios , avant la naissance , pénètre aussi dans la trachée - artère et la remplit. Cette eau contenue dans la trachée , s'évacue pour l'ordinaire dans l'accouchement, en conséquence de la compression qui est exercée sur la poitrine. Cependant cette évacuation n'a pas toujours lieu , ce qui empêche que l'air ne puisse pénétrer dans les poumons , et fait souvent périr ou met en danger de mort les enfans nouveaux nés.

Le premier fait contenu dans ces observations indique bien clairement une des causes probables de la surdité naturelle. Car si la liqueur et le mucus qui remplissent les trompes d'eustache, et selon toute apparence , la caisse du tambour , ne s'évacuent pas après la naissance , la surdité doit infailliblement s'ensuivre.

Les anatomistes sont partagés sur la question de savoir si la liqueur de l'amnios pénètre dans l'estomac du fœtus, et leurs opinions respectives reposent sur des faits également certains. Mais cette liqueur entre-t-elle dans la trachée-artère et dans les trompes d'eustache, comme l'avance le chirurgien de Copenhague ? C'est ce que je dois examiner, malgré l'avantage que je prétends tirer de son observation.

1°. Le fœtus ne respire pas ; ses poumons sont affaissés. Pourquoi l'entrée du canal qui y conduit seroit-elle ouverte ? La nature n'agit pas sans dessein, et l'on ne voit pas quel seroit son but en introduisant la liqueur de l'amnios dans la trachée-artère. On sait combien est irritable la membrane nerveuse qui la tapisse, et que la suffocation survient lors même qu'une goutte de bouillon gras passe dans le larynx. A plus forte raison la liqueur de l'amnios, qui de muqueuse et douce qu'elle étoit d'abord, devient ensuite d'une saveur âcre et urineuse, exciteroit-elle

dans cet organe des mouvemens convul-
sifs qui mettroient la vie du fœtus en
danger ?

2°. La langue du fœtus paroît être
constamment appliquée au palais, par
l'action des muscles releveurs de la ma-
choire inférieure ; et Monro a trouvé
dans plusieurs sa racine tellement serrée
contre le voile du palais, qu'elle bouchoit
les cavités du gosier, et qu'il ne put jamais faire entrer une goutte d'eau dans
l'estomac.

3°. En admettant que la langue se dé-
tache du palais pour laisser passer la
liqueur de l'amnios dans l'œsophage ;
celle-ci abaisse en passant l'épiglote sur
l'entrée du larynx qu'elle ferme exacte-
ment, et le mouvement de déglutition
qu'on suppose dans le fœtus, devient
par là un obstacle à l'entrée de la liqueur
dans la trachée-artère.

Cette liqueur ne doit pas non plus
s'introduire facilement dans les trompes
d'eustache, parce que leurs parois sont
plus rapprochées dans le fœtus qu'après

la naissance, et que le mucus qui tapisse et obstrue ces conduits, forme un second obstacle à son introduction. Elle ne pourroit tout au plus y passer que par la membrane du tympan, au moyen de la scissure de Silvius, qui ne se rencontre même pas dans tous les sujets.

Enfin, la membrane du tympan souffriroit-elle, au dire de l'observateur, une compression violente de la part de l'eau dans laquelle nage le fœtus, si la liqueur de l'amnios dans les trompes d'eustache n'établissoit pas un équilibre entre les fluides extérieurs et ceux du dedans? Je ne le pense pas.

1°. L'eau dans laquelle nage le fœtus est dans un état de stagnation qui réduit tout son effort sur la membrane du tympan au poids de la colonne qui y repose.

2°. L'obliquité du conduit auditif offre dans toute sa longueur des points d'appui à l'eau qui le remplit; et comme les liquides pèsent en raison de leur hauteur et de leur base, la colonne infiniment

H 3

courte qui repose sur la membrane du tympan, la baigne sans la presser. Les plongeurs qui restent long-temps et profondément sous l'eau, ne sont point incommodés de celle qui entre dans leurs oreilles, quelqu'agitée qu'on la suppose, et l'abbé Nollet, qui a fait des expériences curieuses sur la transmission des sons dans l'eau, nous dit qu'il les entendoit très-distinctement, ce qui n'auroit pas eu lieu, si la membrane du tympan eût souffert une compression violente.

Ce n'est donc pas l'eau de l'amnios qui remplit la trachée-artère et les trompes d'eustache. Les humeurs qu'on y trouve dans le fœtus, sont produites par les vaisseaux exhalans et par les glandes muqueuses qui tapissent ces canaux; et il suffit que ces humeurs, de quelque nature qu'elles soient, qui s'y amassent pendant la gestation ne s'évacuent pas après la naissance, pour que l'engorgement des trompes puisse causer la surdité naturelle.

J'ai eu une chienne couchante fort mal-
saine, maigre et galleuse, tant qu'elle
n'étoit pas pleine : elle engraissoit et se
portoit très-bien dans l'état contraire, et
pendant qu'elle allaitoit ses petits. Dans
l'espace d'onze mois, elle fit quarante-
un chiens en trois portées. La première,
de seize ; la seconde, de quatorze ; la
troisième, de onze ; et dans chaque portée, il s'en trouva plusieurs qui étoient
sourds [1].

Ces animaux se ressentoient plus ou
moins de la mauvaise constitution de la
mère. Les pattes se tordoient chez les
uns, qui restoient de petite taille ; les
autres rendoient habituellement beaucoup de bave. Plusieurs manquoient de
nez, avoient la tête pesante, l'ouïe paresseuse, et devenoient tout-à-fait sourds
de bonne heure.

On ne peut donc se refuser à croire que
la surdité naturelle est souvent occasion-

[1] Suivant Buffon, les chiennes portent sept, huit
et quelquefois douze chiens au plus ; celle-ci offre
un exemple de fécondité bien extraordinaire.

H 4

née , chez les hommes et chez les animaux ; par une humeur qui séjourne
dans les oreilles. Cette humeur peut
s'atténuer , se résoudre et sortir d'elle-
même comme dans le sujet de Chartres
et le marin dont on vient de parler. Elle
peut aussi augmenter, s'épaissir et pa-
ralyser de plus en plus l'organe de l'ouïe ,
soit par l'effet des remèdes mal administrés , soit à la suite de quelque maladie.
« Au commencement de mon traitement,
dit toujours la même Sourde - Muette ,
j'avois environ 16 ans, j'entendois beaucoup mieux; mais depuis ma petite vérole , j'ai resté presque tout - à - fait
Sourde ». L'aîné Luco dans sa première
jeunesse , entendoit la détente d'une pendule qui annonçoit la sonnerie des heures ;
depuis quelque temps il ne l'entend plus;
ainsi , il y a de l'avantage à tenter dans
l'enfance la guérison des Sourds-Muets.

  D'après tout ce qui vient d'être dit , il
sembleroit que la surdité naturelle dût
toujours être l'effet d'une cause prochaine,
purement accidentelle , d'un cas fortuit.

Alors nous n'en serions pas plus surpris que de beaucoup d'autres effets qu'on
nomme improprement des jeux de la
nature. Mais quand cette nature, qui se
joue si souvent de notre intelligence,
vient mettre de l'ordre et de la méthode
dans le renversement même de ses loix,
on ne sait plus comment expliquer ses
caprices et corriger ses écarts : citons
toujours des exemples. En voici deux,
bien propres à exercer la sagacité des
anatomistes.

Il y a trente ans qu'un particulier me
dit avoir dans son voisinage une famille de laboureurs, composée de dix
enfans, cinq garçons et cinq filles,
qui étoient nés alternativement Sourds-
Muets, entendans et parlans. Je ne dou-
tai point de la surdité des cinq individus;
mais l'ordre alternatif de leur naissance
me parut une supposition faite pour
donner plus de merveilleux à ce phénomène, et je n'y crus pas. Aujourd'hui
qu'on le voit reparoître dans la famille
Luco, il n'est plus possible d'en douter.

Ses quatre enfans Sourds-Muets sont
nés alternativement de trois en trois ;
savoir, le troisième, le sixième, le neu-
vième et le douzième.

Leur mère a une sœur qui a fait dix-
sept enfans, dont aucun n'est Sourd-
Muet. Comment concevoir ces écarts de
la nature chez l'une, et sa marche régu-
lière chez l'autre, quand toutes deux
sont nées des mêmes parens, à qui il
n'est jamais rien arrivé de semblable ?
Ce seroit une témérité de prétendre
porter quelque lumière dans une nuit
aussi profonde; mais l'esprit humain qui
s'irrite des obstacles, aime à s'exercer sur
des matières difficiles, et sans les bornes
qui le renferment, on ne lui tiendroit
pas compte de ses efforts. Je dirai donc,
non pas qu'elle est la cause de ces phénomènes, mais celle qui paroît s'accorder
davantage avec le système le plus accré-
dité sur la génération.

La surdité naturelle qui dépend du
vice des humeurs ou d'obstructions dans
les oreilles, peut venir également de

l'homme et de la femme. Celle qui auroit
pour cause l'absence ou la mauvaise conformation de quelque partie, me paroît
devoir appartenir uniquement à la femme,
qui fait des Sourds-Muets dans un ordre
alternatif et constant de génération. En
effet, comment supposer que le vice organique cesse et se reproduise chez
l'homme à point nommé, dans l'acte qui
rend la femme féconde suivant un ordre
alternatif, constant, et à des époques
très-éloignées les unes des autres ? Il est
plus vraisemblable que ce vice préexiste
dans l'œuf, où toutes les parties de l'em-
bryon dessinées en petit, se développent par la fécondation, suivant les loix
du mouvement vital et dans l'ordre et
les formes préexistentes [1].

Maintenant , pour rendre raison des
naissances alternatives , on peut suppo-

[1] Je connois une famille de chats angolas , dont
la mère est blanche et sourde ; le père qui entend,
est blanc et noir. Tous les petits qui naissent blancs
sont sourds comme la mère ; ceux qui ressemblent
au père ne le sont pas.

ser plusieurs cas relatifs à celles qui alternent d'un en un.

1°. Si un des ovaires ne contient que des œufs parfaits, et l'autre des œufs imparfaits, la femme concevra alternativement des deux côtés.

2°. Si les deux ovaires contiennent des œufs parfaits et imparfaits dans un ordre alternatif, mais renversé, c'est-à-dire, que le premier œuf d'un ovaire qui doit être fécondé soit parfait, et que le premier œuf propre à être fécondé dans l'autre ovaire soit imparfait, dans ce second cas, la femme pourra concevoir alternativement des deux côtés ou d'un seul.

3°. Si les œufs sont viciés dans les deux ovaires et dans le même ordre, la femme pourra concevoir d'un seul côté, ou de chacun alternativement de deux en deux.

4°. Si les œufs ne sont viciés que dans un seul ovaire alternativement, la conception n'aura lieu que de ce côté, excepté dans le cas où le premier œuf seroit imparfait ; alors la conception pourroit

avoir lieu une fois seulement en com-
mençant du côté opposé.

Les naissances alternatives de trois en
trois supposent également dans les ovaires des arrangemens conformes à l'ordre
de leur alternat; ainsi,

Dans le premier cas où les œufs sont
réputés parfaits dans un ovaire et imparfaits dans l'autre, la femme concevra
alternativement deux fois du premier
côté et une fois du second.

Dans le second cas où les œufs seront
parfaits dans un ovaire et alternativement imparfaits dans l'autre, la femme
concevra une fois du premier côté et
deux fois du second.

Dans le troisième cas où les œufs seront viciés de trois en trois dans les
deux ovaires, la femme pourra ne concevoir que d'un côté, ou des deux alternativement de trois en trois.

Enfin, dans le quatrième cas où les
œufs ne seront viciés que dans un ovaire
de trois en trois, la conception n'aura
lieu que de ce côté.

Il seroit facile, en portant plus loin ces combinaisons, d'assigner un plus grand nombre de causes aux phénomènes dont il s'agit; mais celles qu'on vient de supposer sont peut-être fort différentes de ce qui se passe dans le systême de ces générations. Au surplus, comme on n'y trouve rien de contraire aux idées reçues, et que les observations anatomiques nous apprennent que les femmes peuvent concevoir des deux côtés ou d'un seul, il n'y a pas d'inconvénient à les admettre, jusqu'à ce qu'on en ait imaginé de plus vraisemblables, ou que la nature nous ait dévoilé son secret.

Peu importe, au reste, à l'utilité de nos vues, que les naissances alternatives proviennent d'un certain arrangement dans les ovaires ou de toute autre cause; l'essentiel est de connoître la nature du vice originel qui produit la surdité. Mais comment y parvenir sans une longue suite de recherches qu'il n'est pas au pouvoir des particuliers de faire, vu la difficulté de se procurer un nombre de sujets suffi-

sant ? C'est à l'autorité publique d'inter-
venir dans une entreprise aussi intéressante pour l'humanité : elle seule peut en
assurer le succès, en mettant sous la
main des hommes de l'art tous les Sourds-
Muets épars sur le territoire français,
qui par l'incurie de leurs parens, les
préjugés, et sur - tout par le peu d'attention qu'on a fait jusqu'ici à cette classe
malheureuse de nos semblables, sont
perdus chaque jour pour l'observation,
au détriment de l'art de guérir, et par
conséquent de la société.

Enfans disgrâciés de la grande famille
du genre humain, les Sourds-Muets appartiennent plus à l'état qu'ils peuvent
servir utilement, qu'à leur famille naturelle à qui ils sont à charge. Ce seroit
donc remplir à-la-fois le vœu de l'humanité et de la patrie, que de rassem-
bler autour de ces infortunés les secours
de la médecine et ceux de l'instruction
propre à développer les talens qu'ils ont
presque tous pour les arts. Dans cette vue,
le gouvernement ordonneroit que les

chefs de famille et tous ceux qui ont des Sourds - Muets sous leur administration, les déclarassent aux autorités publiques les plus voisines de leur domicile. Ces déclarations seroient envoyées au ministre ou à des commissaires spéciaux, à l'effet de dresser et mettre sous les yeux du gouvernement un tableau général, contenant le nombre, le sexe, l'âge, la famille et le domicile de ces individus. D'après ce tableau, tous les Sourds-Muets seroient appelés au bienfait national. On leur assigneroit des habitations vastes, commodes et en bon air, pour y recevoir les traitemens convenables à leur état, et tous les genres d'instruction dont ils sont susceptibles. Je n'entrerai dans aucun détail sur le régime de cet établissement qui, s'il étoit une fois formé, atteindroit bientôt par l'habileté des médecins, des instituteurs, et par la surveillance du gouvernement, toute la perfection désirable.

Il seroit avantageux de placer les habitations dans le voisinage des manufac-

tures

tures et des ateliers publics ; on y con-
duiroit souvent les élèves pour leur
donner les idées des arts, étudier leurs
goûts, leurs dispositions aux différentes
sortes de travaux ; car c'est uniquement
vers les arts et les travaux utiles que doit
tendre l'instruction des Sourds-Muets.

Le premier appétit moral de l'homme,
c'est la curiosité. Fille de ses sensations,
elle devient la mère de ses connoissances
en tout genre. L'enfant au berceau bégaye
et tend la main vers l'objet qui excite son
attention. A mesure qu'il avance en âge,
ses sens se perfectionnent, sa curiosité
augmente en raison des objets qui s'offrent
à sa vue ; il veut les toucher, il se mu-
tine quand il ne peut les atteindre, ou
qu'on les lui refuse. Questionneur sans
fin, il attend avec impatience ce qu'on
va lui dire et son jugement devient bon
ou mauvais, selon que les réponses sont
ou ne sont pas conformes à la nature
des choses et à l'usage qu'on en fait.

Sachons mettre à profit cette avidité
de savoir qui est plus grande chez les

I

Sourds-Muets , et qui tire plus de son propre fond pour se satisfaire , que chez les autres hommes. Ceux-ci apprennent souvent en peu de paroles , tout ce qui a rapport à l'objet qu'ils vouloient connoître. Des réponses claires et précises leur évitent la peine d'y chercher ce qu'ils eussent pu trouver d'eux-mêmes. Ceux-là qui n'entendent que la langue des signes , très-imparfaite encore dans l'usage ordinaire et insuffisante pour les choses un peu compliquées , sont obligés d'en deviner une partie : ce travail aiguise la sagacité de leur esprit , en flattant leur amour-propre , et c'est là , je crois , la source des heureuses dispositions qu'ils ont presque tous pour les arts.

On ne peut trop le redire ; tournons principalement vers les arts l'éducation des Sourds-Muets. Les idées abstraites et métaphysiques ne sont pour eux que des causes de trouble et d'inquiétude , qu'il faut bien se garder de faire entrer dans leurs ames. Il ne leur faut pour

règle de conduite, que cette morale facile
à la portée des moindres esprits, qui
découle du sentiment intime de l'existence d'un Etre-Suprême, des actions
bonnes et mauvaises ; morale douce ,
évangélique, la seule qui puisse faire le
bonheur du genre humain , qui exis-
toit avant la déclaration des droits de
l'homme, et qui depuis a reçu tant
d'outrages. « Ne faites pas à autrui ce
» que vous ne voudriez pas qu'on vous
» fît. Faites constamment aux autres le
» bien que vous voudriez en recevoir ».

Faisant ainsi marcher de front le traitement curatif des Sourds-Muets et leur
instruction dans les choses profitables
à la société, il y a lieu de croire qu'en
peu d'années, on en tireroit de grands
avantages, sur-tout dans la partie ins-
tructive. Quant à la surdité, supposons
qu'on n'en guérît qu'une sur cent, ce seroit
toujours un beau triomphe de l'art et un
service important rendu à l'humanité.

Les élèves dont les oreilles ne s'ou-
vriroient pas, iroient dans les manufac-

tures et les ateliers remplacer des sujets
capables d'exercer d'autres professions,
qui sont interdites aux premiers ; on
diroit aux autres : « Retournez vers ceux
» qui vous ont donné le jour ; dites-leur
» ce que vous avez vu ; ils verront ce que
» nous avons fait. Que le langage de vos
» cœurs devenu plus expressif par le don
» de la parole, confonde dans vos mutuels
» embrassemens les sentimens de la re-
» connoissance et ceux de la nature.
». Consacrez toutes vos facultés au ser-
» vice, aux besoins de vos familles mal-
» heureuses par votre naissance, heu-
» reuses par votre régénération. Soyez
» l'appui de leur vieillesse, et goûtez tous
» ensemble au sein de vos foyers do-
» mestiques, le bonheur de vivre sous
» un gouvernement paternel ».

Ah ! qu'il renaisse parmi nous cet
heureux gouvernement des premiers âges
du monde, et que le talent de mettre les
hommes à leur place, compense un peu
l'art funeste de les détruire !

TROISIÈME PARTIE.

Traitement électrique de la Surdité Naturelle.

Occupé depuis long-temps de l'idée que la surdité naturelle peut être guérie par les moyens de l'art, puisque celle du jeune homme de Chartres a cédé au seul travail de la nature, j'ai cherché quels pouvoient être ces moyens capables de rendre l'homme à lui-même, à la société dont une imperfection, malheureusement trop commune, semble le séparer pour toujours. De quel avantage seroit pour le genre humain une pareille découverte ? Mais comment trouver le remède à un mal dont la cause est inconnue ? c'est marcher à tâtons dans la nuit des conjectures. On n'a encore rien fait jusqu'ici, ou presque rien pour la découvrir : on n'y parviendra qu'en disséquant un grand nombre d'oreilles, tant des hommes que des animaux qui meurent dans cette infirmité ; il y a des animaux chez qui elle se rencontre souvent, et j'en ai cité des exemples, principalement les chats angolas. L'anatomie comparée seroit donc ici d'un grand secours, et je crois devoir inviter les anatomistes qui en connoîtroient de cette espèce, à faire des expériences sur le vivant, parce que le relâchement qui survient au moment de la mort, peut causer des épanchemens dans les cavités des oreilles qui induiroient en erreur sur l'état naturel de ces organes pendant la vie. Les Sourds-Muets qui meurent à l'hospice national ne doivent pas emporter ce secret avec eux, et pour prix de l'instruction qu'ils y reçoivent, le gouvernement peut ordonner qu'on dissèque leurs oreilles, et qu'il en soit dressé procès-verbal. Cette disposition pourroit même s'étendre à tous les Sourds-Muets qui meurent dans le sein de leurs familles, au moyen des déclarations que les parens seroient tenus d'en faire à l'autorité publique la plus voisine, qui appeleroit des officiers de santé pour constater l'état des oreilles de ces indi-

vidus et en envoyer les procès-verbaux
aux préposés du gouvernement.

Ceux qui jusqu'à présent ont tenté de
guérir la surdité naturelle, en ont attribué
la cause à des humeurs épaissies dans les
cavités des oreilles et dans les parties
voisines. Aussi ont-ils employé les remèdes les plus efficaces pour diviser, résoudre, évacuer les matières qui trou-
blent ou empêchent les fonctions organiques. Les saignées locales, les breuvages
amers, les purgatifs, les vésicatoires,
les fumigations, les injections, tout a été
mis en œuvre, et rien n'a réussi. Elle
eût donc été bien vaine l'espérance que
j'aurois pu concevoir dans l'emploi des
mêmes remèdes ! Il me falloit ou renoncer
à mon entreprise, ou puiser dans une
source moins commune le principe régé-
nérateur dont j'avois besoin. Oserai-je
dire l'avoir trouvé ? Cette assertion seroit trop hasardée ; mais je puis du moins
assurer qu'il a produit des effets assez
heureux pour faire espérer des guérisons.
Ce principe est l'électricité.

I 4

Agent peut-être universel [1], l'électricité trop vantée par les uns, peu connue et trop décriée par les autres, doit avoir d'autant plus d'efficacité et mériter plus

---

[1] Je dis *peut-être*, car savons nous si le fluide électrique, qui tel que nous le voyons, n'est pas un être simple, n'appartient pas au globe terrestre ? s'il ne s'y forme pas de toutes pièces, s'il ne s'en dégage pas par le frottement des parties terraquées contre la masse fluide qui l'enveloppe ? Qui sait s'il n'entre pas comme élément dans la formation des météores ? s'il ne se décompose pas avec eux, sans franchir les bornes de l'atmosphère, au-delà desquelles on suppose gratuitement qu'il existe un foyer perpétuel de l'électricité ? Cette opinion à laquelle m'ont conduit, il y a déjà long-temps, un grand nombre d'observations faites sur les montagnes, et que j'ai énoncée pour la première fois dans une lettre adressée au citoyen Millin, qui l'a insérée dans le Magasin encyclopédique du 1er. brumaire an 7, n°. 11, vient d'acquérir un nouveau degré de probabilité par l'ascension de l'aéronaute Blanchard, faite à Nantes le 30 pluviôse dernier. Je lui avois remis un électromètre atmosphérique très-sensible, pour reconnoître l'électricité de l'air à différentes hauteurs. Quoiqu'il soit parvenu à mille ou douze cents toises, il n'a pas

de confiance dans le cas dont il s'agit,
que la ténuité de ses parties surpasse
toutes les divisions mécaniques qui peuvent s'opérer dans le travail des secrétions animales sur les substances sou-
mises à l'action de nos organes ; qu'on
peut l'introduire sans effort, sans trouble, sans danger dans les parties les plus
cachées comme les plus apparentes, les
plus délicates comme les plus solides ;
que sa marche obscure ou étincelante,
selon le besoin, mais toujours rapide comme la foudre, franchit les obstacles, détruit les engorgemens, rend aux fibres
le ton qu'elles avoient perdu; enfin, parce
que ce principe qui fait partie de nous-
mêmes, qui pénètre les plus petits atomes
de notre substance, qui agit continuellement en nous par la communication des

apperçu le moindre signe d'électricité. Le citoyen
Blanchard m'a dit qu'il avoit fait à Londres la
même observation, avec un électromètre armé de
plusieurs pointes divergentes, sans appercevoir
dans les boules de sureau le plus petit écarte-
ment.

corps qui nous environnent, doit être le plus propre à corriger les vices de notre organisation, quand des mains exercées le dirigent avec la prudence et l'habileté convenables.

Vingt années de pratique et des succès marquans obtenus depuis peu, dans des cas désespérés, m'ont fait croire que l'électricité pourroit concourir utilement à la guérison des Sourds-Muets, conjointement avec d'autres remèdes, qui jusqu'à présent ont été sans effet. Mais où trouver des sujets qui voulussent s'y soumettre? je n'en connoissois aucun. Et quel titre pouvois-je offrir à la confiance de ces infortunés? je ne suis pas médecin. Livré par goût à l'étude de l'anatomie, de l'histoire naturelle et de la physique, j'ai passé les trois quarts de ma vie à la campagne[1]. C'est dans l'obscurité de la

[1] L'Histoire Naturelle dans les cabinets, ressemble à une courtisane richement parée, qui étale sans réserve aux yeux du premier venu, une foule de charmes dont l'éclat éblouit d'abord et finit bientôt par rassasier. Il n'y a guère que de froids

retraite, dans ces jours de paix et de bonheur, où l'homme de bien pouvoit habiter sans crainte l'héritage de ses pères, que j'ai fait servir au soulagement de mes semblables le peu de connoissances que j'avois acquises, et que j'ai souvent employé l'électricité avec un succès qui passoit mes espérances. Sans guide que moi-même, sans témoin que mes malades, je goûtois cette félicité pure et secrète que procure la conscience des bonnes actions, laissant à part le soin d'une renommée que le désintéressement rendoit inutile.

soupirans qui viennent d'habitude lui rendre hommage dans ces enceintes rétrécies. Ses vrais amans, ceux qu'une vive ardeur embrase, courent en preux chevaliers la chercher par monts et par vaux. Fatigues, dangers, climats, rien ne les arrête. Ils aiment à la surprendre dans ses réduits les plus secrets, à écarter les voiles dont elle enveloppe ses beautés : et la jouissance qui tue dans les cabinets, les enflamme toujours davantage. Enfin dans les cabinets, on devient des catalogues vivans ; on devient naturaliste en parcourant le domaine de la nature.

J'étois donc sans recommandation auprès des malheureux qui causoient ma
sollicitude. Tout m'annonçoit au contraire
de leur part et de celle de leurs familles,
de la défiance, des craintes, des soup-
çons de charlatanisme, cet accueil mo-
queur et dédaigneux qui en est la suite.
De la part du public, je devois m'attendre aux sarcasmes, aux épigrammes, aux
croassemens populaires que la foule prodigue si volontiers à tout ce qui n'est pas
dans le cercle étroit de ses habitudes; je
me mis en avant, et mon attente ne fut
pas trompée. Poursuivons toujours, dis-
je à moi-même; et, s'il y a moyen, ser-
vons l'humanité.

Ce fut le 19 frimaire an 7, que je vis
pour la première fois la famille *Luco*,
composée de treize enfans. La mère étoit
alors enceinte du quatorzième. Peu de
temps après, elle mit au monde une fille
qui, suivant l'ordre alternatif des naissances que j'ai rapporté dans la première
partie, entend et commence à parler. Si
elle conçoit une autre fois, l'enfant doit

naître Sourd-Muet [1]. Je sus bientôt qu'il
y avoit d'autres Sourds - Muets dans la
ville. Au bout de deux jours, j'en comp-
tai une douzaine, et de nouvelles recherches m'apprirent qu'il y en avoit dans
les campagnes voisines ; en sorte que cette

[1] Cette femme douée de tous les avantages
corporels, d'une constitution robuste, ainsi que
son mari, est réservée par la nature, à toutes les
afflictions qu'une mère puisse recevoir par la naissance de ses enfans. Dans les premières années de
son mariage, étant grosse sans le savoir, elle alla
au spectacle d'une danseuse de corde ; son imagination ne fut point frappée désagréablement par
les mouvemens et les attitudes de cette danseuse.
Cependant elle accoucha à terme d'une fille, dont
tous les membres disloqués, se replioient en tous
sens, et jusqu'à l'âge de 5 ans et demi, cette enfant
ne put marcher seule. Toujours confiante dans les
mérites de Sainte-Anne-d'Auray, la mère lui fit
un vœu pour la guérison de sa fille, et dès le jour
même l'enfant marcha. Les voisins accoururent
pour voir cette guérison miraculeuse et en rendre
témoignage. Malheureusement elle ne dura que
trois jours, après lesquels il survint une fièvre
ardente qui fit périr la malade le 21e. La guérion
momentanée de cette petite fille, n'étoit qu'un

classe d'individus est beaucoup plus nom-
breuse qu'on ne pense.

Quand les enfans Luco ne regardent
pas leur mère, elle a beau les appeler,
ils ne l'entendent point ; mais si elle frotte
le pied sur le carreau, ils sentent ce mouvement et se tournent aussitôt vers elle.
Le bruit des canons, des tambours, des
voitures, des chevaux, le mouvement
même d'un homme qui marche derrière
eux, se fait quelquefois sentir aux poi-
gnets, mais le plus souvent à l'estomac,
ou plutôt au centre nerveux du diaphragme.

C'est une chose merveilleuse que la
sensibilité de cette partie dans les Sourds-
Muets, celle des pieds et en général de
tout le corps aux impressions du bruit
et du mouvement. Elle les avertit dans

mouvement précurseur de la crise à laquelle elle
succomba, et qui l'auroit guérie tout-à-fait si
elle eût eu la force de la supporter. Mais la disloca-
tion de ses membres dans le sein maternel et dès le
commencement de sa génération, est une énigme
que probablement on ne devinera jamais.

bien des circonstances où des oreilles délicates ne disent rien. Elle les rend propres à certains exercices du corps qui
demandent de la précision, tels que la
danse.

Vers la fin de l'été de 1788, je passai
quelques jours au château *d'Alagnat*,
dans le voisinage du Pui-de-Dôme. Les
domestiques se rassembloient ordinaire-
ment après souper pour danser des bour-
rées d'Auvergne. C'est une danse de caractère à deux personnes, dont le mouvement est très-vif, très-gai et la cadence
bien marquée. Les beaux danseurs re-
muent les bras en forme de balancier, et
donnent plus de grâce à ce mouvement
par un tour de poignet. Les gens du peuple l'animent encore par des battemens
de mains et des cris aigus. Il y avoit
parmi les domestiques une grosse fille de
cuisine, Sourde-Muette, qui aimoit pas-
sionnément la danse. Quoiqu'elle n'entendît pas le son des instrumens, elle partoit
en cadence, et continuoit d'y danser avec
une précision surprenante. Ce qui amu-

soit sur-tout les spectateurs, c'est que les joueurs d'instrumens cessoient quelquefois de jouer l'air de la bourrée, et que la danseuse qui ne 's'en appercevoit pas, dansoit toujours avec la même activité et la même justesse. Comme elle n'étoit point troublée par les éclats de rire des spectateurs, elle trouvoit toujours le ton et la cadence dans les mouvemens de son danseur, soit qu'elle le regardât ou non. L'action de ses muscles étoit tellement modifiée par l'habitude, que semblable en quelque sorte au pendule dont toutes les vibrations sont isochrones, elle ne faisoit jamais un faux mouvement.

Ce sens particulier aux Sourds-Muets n'est autre que le toucher dans un grand état de perfection. Il appartient aussi à une autre espèce de Sourds - Muets qui n'ont point d'oreilles, aux poissons à écailles[1]. Quand on fait du bruit sur le bord d'un étang de manière à n'en être

---

[1] Les cétacées, qui sont dans la classe des mammifères, tels que le dauphin, la baleine, etc. ont des organes auditifs.

pas

pas apperçu, les poissons ne laissent pas
de s'enfuir. Cela a lieu vraisemblablement
parce que l'air qui appuie sur la surface de
l'eau étant agité par le bruit, communique son mouvement aux parties aqueuses, dont l'impression se fait sentir sur
le corps de ces animaux. L'abbé Nollet
s'est plongé plusieurs fois dans l'eau pour
savoir de quelle manière le son y passe
et s'y fait sentir. En frappant deux corps
durs l'un contre l'autre, il sentoit sur tout
son corps le frémissement imprimé à
l'eau par le choc de ces corps. « La na-
» ture, dit-il, a pu mettre à profit à
» l'égard des poissons, ce frémissement
» que l'on ressent sur tout le corps, lors-
» que le son naît dans l'eau même dans
» laquelle on l'écoute ». (Mémoires de
l'Académie des Sciences, année 1743,
page 224).

« J'ai vu en province, dit l'historien
» de l'Académie, une fille Sourde-Muette
» de naissance qui *sentoit* d'assez loin le
» bruit du tambour et celui de la mous-
» queterie par le creux de l'estomac.

K

» Peut-être que les poissons ont un pa-
» reil sentiment et plus exquis, à quel-
» que partie ou à toutes les parties exté-
» rieures de leurs corps ». (Histoire de
l'Académie, même année, page 26.)

Revenons à la famille Luco. Le père
me raconta tous les remèdes qu'on avoit
faits à son fils aîné, et la ferme résolution où il étoit de ne plus souffrir qu'on
en fît à aucun de ses enfans. Je lui de-
mandai la permission d'examiner leurs
oreilles, l'assurant bien que mes remèdes,
si je leur en faisois, n'occasionneroient
aucun accident; il me le permit. Après
avoir examiné l'extérieur des oreilles, la
langue et le palais que je trouvai dans
l'état ordinaire, je fis les expériences suivantes.

Les enfans serrèrent l'anneau de ma
montre entre leurs dents; ils entendirent
tous le mouvement du balancier; mais
l'aîné beaucoup moins que les autres.
Etant plus jeune, il entendoit l'échappe-
ment d'une pendule qui annonçoit la sonnerie des heures et des quarts, et il aver-

tissoit quand la pendule devoit sonner :
depuis quelques années, il ne l'entend
plus. Je plaçai ensuite le cornet acoustique dans le conduit auditif, et je parlai
à voix haute : il leur sembla que chaque
syllabe étoit un coup de marteau qui frappoit dans leurs oreilles.

Finalement j'injectai de l'air avec une
petite seringue, dont l'extrémité n'étoit
pas éloignée du tympan. Le jet aërien y
fit une impression très-marquée; ce qui
prouve la souplesse de cette membrane
et le bon état des nerfs dans les parties
voisines.

Malgré la ferme résolution où le père
Luco me paroissoit être de ne plus faire
de remèdes à ses enfans, et la répugnance
qu'ils y avoient eux-mêmes, je pro-
posai :

1º. D'exposer le matin, à midi et le
soir, les oreilles à la vapeur de l'eau
chaude pendant un quart d'heure.

2º. A la suite du bain de vapeur, d'injecter les oreilles avec du lait chaud coupé
d'eau d'orge.

3°. Après l'injection, de mettre dans chaque oreille un grain de musc, et par-dessus un peu de coton pour l'y maintenir. Comme il n'y avoit rien dans ces procédés qui pût en faire craindre les suites, toute la famille y consentit, et dès le lendemain on en commença l'usage. Il fut convenu que je reviendrois dans quinze jours pour savoir l'effet des remèdes. Je me rendis au terme indiqué ; mais le père Luco et son fils aîné ne s'y trouvèrent pas. Dès-lors, je compris, ou qu'on n'avoit pas fait les remèdes, ou qu'on ne vouloit pas les continuer. Voici ce que me dit la mère.

Les remèdes ont été faits selon la méthode prescrite. Les enfans ont ressenti d'abord quelques mouvemens dans les oreilles. Au bout de huit jours, l'aîné a ressenti un violent mal de tête, dont le point fixe étoit au front. Il lui sembloit recevoir des coups de marteau en cette partie.

Le fils cadet et une petite fille ont ressenti le même mal, mais avec moins de

violence. Les deux garçons ont rendu
par les oreilles des fragmens d'une pellicule jaune, assez épaisse, et de la largeur
d'une lentille.

La petite fille a rendu deux jours de
suite par la bouche, des matières glaireuses fort abondantes.

Le plus petit garçon n'a rien ressenti,
parce qu'il ne s'est prêté au traitement
que deux jours.

Sur ce que j'observai à la mère que le
mal de tête pouvoit avoir été occasionné
par des injections trop copieuses et portées
trop brusquement, elle m'avoua qu'elle
avoit d'abord injecté trois pleines serin-
gues, à chaque fois, dans chaque oreille,
et que s'étant bornée ensuite à une injection par jour, le mal de tête avoit cessé
deux jours après. Elle m'ajouta qu'un
ami de son fils, également Sourd-Muet,
instruit par l'abbé de l'Épée, et qu'on
dit fort intelligent, les avoit absolument
détournés de faire des remèdes. Il en a
aussi empêché les parens d'une Sourde-
Muette à qui j'avois, de leur consente-

ment, donné deux bouteilles d'une injection appropriée à l'état de ses oreilles.
Ceux-ci m'ont dit qu'ils n'étoient pas bien
certains que leur fille fût née sourde,
parce qu'ayant eü la petite vérole à l'âge
de dix mois, le venin variolique s'étoit
porté principalement à la tête, qui depuis avoit toujours été chargée d'humeurs. On lui appliqua dans le temps,
sans succès, des vésicatoires aux oreilles.
On a fini par un cautère qu'elle porte
depuis sept ans, et qui l'a délivrée d'une
foule d'infirmités auxquelles elle étoit su-
-jette. L'oreille du côté où est le cautère
est devenue un peu sensible. Cette jeune
personne sent, comme les autres Sourds-
Muets, par les pieds et au centre nerveux du diaphragme, le mouvement des
voitures, le bruit du canon, du tambour, etc.

Il ne m'étoit donc plus possible de rien
entreprendre avec elle, ni avec les enfans Luco, d'après les documens de leur
compagnon d'infortune qui tenta aussi,
mais en vain, de m'enlever une Sourde-

Muette que j'ai traitée pendant six mois
de la manière dont je vais rendre compte.

Le 22 frimaire an 7, un fabricant de
cotonnades, nommé David, et sa femme,
domiciliés au faubourg Saint‑Donatien
de Nantes, ayant ouï dire que je guéris‑
sois de la surdité naturelle, m'amenèrent
leur fille aînée, âgée d'environ quinze ans,
qui est Sourde‑Muette de naissance. Je
leur avouai que je n'avois guéri per‑
sonne, et que j'ignorois si quelqu'un avoit
eu le bonheur de rendre ce service à
l'humanité; mais que la chose ne me parois‑
soit pas impossible, parce qu'on avoit
l'exemple d'un Sourd‑Muet qui avoit été
guéri naturellement à l'âge de vingt‑trois
ans. J'ignorois alors qu'il y en eût un second,
tout récent dans la personne du marin
dont j'ai parlé plus haut. Le père David
me pria d'entreprendre la guérison de sa
fille, dût‑il lui en coûter la moitié de sa
fortune. « Ne vous inquiétez pas des frais,
» lui dis‑je; si je réussis, le succès fera
» ma récompense. Mais comptez que
» cette opération peut‑être fort longue;

K 4

» six mois, un an, même davantage : et
» au bout de ce temps, nous n'aurons
» peut-être pas atteint le but que nous
» cherchons. Je ne veux pas vous abuser
» par de vaines promesses. Si vous pou-
» vez échanger le temps de votre fille
» contre mes soins, je les emploierai avec
» la prudence et le zèle que demande une
» entreprise pareille, et dont la réussite
» seroit aussi importante ».

Nos conventions ainsi arrêtées, je cons-
tatai l'état du sujet. Les parties extérieures
de l'oreille, la langue et le palais ne pré-
sentoient rien d'extraordinaire. La jeune
personne, que j'appelerai désormais *Mau-*
rice de son nom de baptême, n'entendoit point le mouvement de la montre
placée entre ses dents, ni le bruit du
cornet acoustique introduit dans sa bouche. Elle entendoit un peu le cornet par
l'oreille gauche, la droite étant tout-à-
fait paralysée. Le bruit des tambours,
des voitures se faisoit sentir, comme chez
les autres Sourds-Muets, au centre nerveux du diaphragme. Elle ne sentoit point

la marche d'un homme ni d'un cheval
qui venoient derrière elle, ce qui la rendoit inquiète dans les rues et l'empêchoit
de sortir le soir.

Je lui prescrivis, comme aux enfans
Luco, la vapeur de l'eau chaude sur les
oreilles trois fois par jour. Mais au lieu
de lait chaud coupé avec l'eau d'orge pour
les injections, on employa l'eau commune
légèrement animée avec le carbonate de
potasse, et au lieu de musc, on mit du
camphre dans les oreilles.

Le 6 nivôse, treizième jour du traitement, Maurice revint avec ses père et
mère. Voici le journal que je rédigeai sur-
le-champ, d'après leur déclaration, et
que je continuai jour par jour jusqu'à la
fin du traitement. S'il étoit nécessaire de
n'y rien omettre des plus petits détails
de chaque séance et des divers procédés
dont je me servois, afin de me rendre à
moi-même un compte exact de mes opérations, je pourrois me dispenser ici de
cette exactitude vis-à-vis du plus grand
nombre des lecteurs qui ne s'occupent

pas de ces matières, et qui regarderont comme minutieuses bien de petites choses, fort essentielles pour ceux qui voudroient entreprendre le même travail. Mais je dois offrir à ceux-ci le tableau en grand de ma méthode, afin qu'ils la rendent meilleure; celui de mes fautes pour qu'ils les évitent, et la marche de la nature, tantôt lente, tantôt rapide, quelquefois rétrograde dans une carrière qui n'a point encore de sentier battu, et où l'on ne trouve que des épines. Ceux qui voudront passer ces détails, en trouveront le résumé dans le certificat de traitement, page 204.

Du 6 nivôse an 7.

L'onzième jour, Maurice a eu mal à la tête. Il lui est sorti une humeur roussâtre de l'oreille gauche, qui est devenue très-sensible. Il y a une rougeur d'environ un pouce à la partie moyenne de l'hélix, ou grand replis de l'oreille : postérieurement et au-dessous, vis-à-vis la partie moyenne du lobe, il y a une glande de

la grosseur d'un petit pois. Il y en a une
autre semblable deux travers de doigt plus
bas que la première. L'intervalle qui les
sépare est douloureux, ainsi que les environs. Il sort à présent du conduit auditif
gauche une humeur blanche sans odeur.
La malade a craché une humeur purulente et fétide, qui venoit de la trompe
d'eustache. Il en sort une très-abondante
par le nez, et qui se croûte dans les na-
rines. La lèvre supérieure est enflée : il
n'y a aucun changement dans l'oreille
droite, où l'injection ne pénètre que difficilement et en petite quantité.

On a continué les mêmes remèdes
dans l'oreille droite ; mais comme la gauche est douloureuse et que le froid est
très-vif, j'ai recommandé de n'y faire
qu'une ou deux injections par jour, d'y
procéder doucement à différentes re-
prises, et de n'y pas mettre de camphre.

L'oreille et le nez ont été exposés à la
vapeur d'une décoction de guimauve, et
on a recouvert l'oreille avec un linge
mollet en plusieurs doubles et un peu

chauffé pour prévenir les coups d'air.
Maurice est d'autant plus sensible au mal,
qu'elle n'en avoit jamais ressenti ; mais
elle le supporte dans l'espoir de guérir.

Des enfans du voisinage ayant crié
derrière elle, pour savoir si elle les entendroit, elle porta sur-le-champ la main
à l'oreille gauche en marquant de la surprise.

Du 8.

Les glandes du col, l'humeur du nez
et de la lèvre supérieure, sont en partie
dissipées, ainsi que la rougeur de l'hélix ;
il n'y a plus qu'un peu de sensibilité derrière l'oreille.

La malade a ressenti la nuit dernière
une vive douleur que j'attribue au grand
froid. J'ai prescrit de ne pas injecter le
soir, de couper l'injection pendant le jour
avec du lait, et si le froid continue, de
cesser les remèdes.

Le camphre qu'on met dans l'oreille
gauche s'évapore assez vîte par l'action
des humeurs qui en découlent ; celui de

l'oreille droite ne s'évapore pas. J'ai seringué cette dernière, et j'y ai fait pénétrer peu - à - peu l'injection presqu'aussi
avant que dans l'autre.

Du 10.

La malade est beaucoup mieux ; l'engorgement des glandes est presque tout
dissipé : il n'y a plus de gonflement au
nez et à la lèvre supérieure ; mais la
douleur qui n'étoit que dans la narine
gauche a passé légèrement dans la droite.

L'oreille malade étoit pleine de pus de
bonne qualité : je l'ai injectée sans causer
pour ainsi dire de douleur ; j'ai aussi
seringué l'oreille droite, où l'on continue
de mettre du camphre ; mais elle reste
insensible.

La mère de Maurice m'a dit qu'elle
avoit fait sonder les oreilles de sa fille
à l'âge de quatorze mois : il y en eut
une où la sonde ne se fit pas sentir ;
mais à peine eut-elle été introduite dans
l'autre, que l'enfant jeta un cri en reti-
rant la tête. Il y a apparence que l'oreille

insensible étoit la droite, comme elle l'est encore aujourd'hui. Cette différence prouve que le vice qui cause la surdité est plus fortement prononcé dans l'une que dans l'autre. En l'attaquant du côté le plus foible, on peut espérer de le détruire par-tout en même temps, comme il arriva au jeune homme de Chartres, qui rendit une humeur par l'oreille gauche seulement, et entendit ensuite parfaitement des deux oreilles.

Du 24.

La malade n'a plus de mal à la tête ni dans le nez.

Du 28.

Toutes les douleurs ont cessé. L'oreille ne rend plus. J'ai conseillé de reprendre le traitement comme à l'ordinaire.

Du 24.

La malade ressentit hier pour la pre-

mière fois dans l'oreille droite une douleur violente, qui n'a pas eu de suite.

L'oreille gauche commence de nouveau
à rendre, et l'humeur mise en mouvement
s'est portée sur les lèvres qui sont très-
gonflées.

Du 26.

L'oreille gauche rend beaucoup; la
droite est toujours dans le même état.
Les lèvres ne sont presque plus enflées.

Du 1er. pluviôse.

La malade sent dans l'oreille gauche
des battemens semblables à de petits
coups de marteau. L'humeur coule et
s'arrête de temps en temps sans qu'elle
en ressente d'incommodité : il y a toujours
un peu de gonflement dans les lèvres.

Du 8.

L'oreille ne rend plus; les lèvres sont
dégonflées : il paroît que les remèdes

n'agissent plus; j'ai chargé davantage l'eau alkaline.

Du 25.

L'oreille ne rend plus; la lèvre supérieure est un peu gonflée.

La mère de Maurice m'a dit que sa fille étoit allée la veille à un bal dans son voisinage, et qu'en rentrant chez elle, elle avoit fait connoître à ses parens que son oreille gauche avoit entendu le son du violon.

Du 26.

J'ai fait comprendre à Maurice que je savois qu'elle avoit été au bal, et qu'elle avoit entendu le son du violon : elle a fait un signe approbatif et de contentement. Je lui ai demandé si elle avoit entendu le son du violon avant d'aller à ce bal; elle a répondu que non.

L'eau alkaline n'opérant plus rien, j'ai préparé une nouvelle injection avec l'essence de térébenthine, saturée de phosphore et quelques gouttes d'ammoniac, ce

qui

qui formoit une espèce de savon liquide.

J'ai mis de ce mélange sur ma langue et je n'ai rien ressenti que le goût des drogues ; alors j'en ai versé quelques gouttes dans l'oreille gauche de Maurice ; de vives douleurs se sont déclarées presqu'aussitôt ; j'ai attendu quelques secondes pour savoir si elles se calmeroient : elles ont redoublé avec violence ; je les ai calmées avec de l'huile d'olive, et l'eau chaude les a fait cesser entièrement.

Comme je n'avois ressenti aucune douleur par l'application du remède sur ma langue, j'ai voulu en essayer dans les oreilles, ayant peine à comprendre qu'il en ait causé d'aussi vives dans celles de Maurice. J'ai exprimé dans mon oreille droite un peu de coton imbibé de cette liqueur, et j'ai bouché ensuite l'oreille avec le coton. Au bout de quelques minutes, j'ai senti de la tension ; il est survenu de la rougeur, du gonflement et une douleur moins vive qu'importune dans l'intérieur et au lobe de l'oreille. Pour lors j'ai retiré le coton ; j'y ai mis d'une

L

pommade calmante, préparée avec l'o-
pium et une liqueur analogue au suc
gastrique; j'ai étuvé avec l'eau tiède, et
au bout de deux heures la douleur et le
gonflement se sont dissipés.

J'ai essayé de la même manière dans
l'oreille gauche, l'essence de térébenthine phosphorisée, sans mélange d'ammoniac ; aucune douleur ne s'est faite
sentir. Une demi-heure après j'ai retiré
le coton : j'éprouvois alors une espèce de
mouvement ondulatoire et un peu cha-
touillant, qui me parut très - propre à
animer l'intérieur de l'oreille comme je le
désirois.

Du 17.

La malade n'a point souffert depuis
hier que les douleurs cessèrent tout-à-
fait, par l'injection d'eau tiède. Je lui ai
donné de la térébenthine phosphorisée.

Du 20.

La malade n'a rien ressenti par la nou-

velle injection : j'y ai ajouté partie de
celle qui contient de l'ammoniac.

Du 4 ventôse.

La malade n'a rien éprouvé d'extraordinaire pendant les quinze derniers jours
qu'elle a fait usage de la dernière injection.
Il paroît que c'est à la trop grande quantité d'ammoniac qu'il faut attribuer les
vives douleurs qu'elle ressentit la première fois.

Expérience des pincettes.

J'ai suspendu des pincettes avec une
ficelle passée sous le ressort. Maurice a
tourné les bouts de cette ficelle sur l'index
de chaque main , dont elle s'est ensuite
bouché les oreilles. J'ai frappé fortement
avec une clef sur les branches des pincettes , elle n'a rien entendu. On sait que
le bruit qui se fait dans cette expérience
ressemble à celui d'une sonnerie de cathé-
drale. Plusieurs personnes qui étoient

L 2

présentes l'essayèrent, et furent aussi surprises de ce qu'elles entendoient que de voir Maurice ne rien entendre.

Du 27.

La malade ne ressent aucune incommodité de l'injection phosphorisée et légèrement animée par l'ammoniac : il y a seulement un peu de gonflement à la lèvre supérieure et derrière l'oreille : ce dernier s'est dissipé au bout de quelques jours.

Du 4 germinal.

J'ai été ce matin avec Maurice et sa mère chez madame Narp, dont le mari joue du violon. Je les avois prévenus la veille de notre visite. Pendant que j'occupois toute l'attention de la jeune personne, et qu'elle ne se doutoit de rien, M. Narp est venu se placer derrière elle, et a donné un fort coup d'archet sur son violon : elle s'est détournée sur-le-champ avec un air de surprise agréable. Après

quelques préludes , M. Narp a fait semblant de jouer en remuant les doigts et
promenant l'archet au-dessus des cordes ;
elle a fait signe qu'elle n'entendoit rien ;
il a de nouveau tiré des sons ; et elle a
fait connoître qu'elle les entendoit : elle y
prenoit même plaisir , remuant la tête à
droite et à gauche , comme pour battre
la mesure.

Depuis le traitement , Maurice entend
le bruit du tonnerre et du canon. Derniè-
rement sa mère décrottant des souliers ,
frappa les semelles l'une contre l'autre :
Maurice , qui étoit à l'autre bout de la
chambre , le dos tourné vers elle , se re-
tourna au bruit.

Les différentes injections ne produisant
plus à l'extérieur des effets bien sensibles ,
j'ai commencé ce matin le traitement électrique. Voici les appareils dont je me suis
servi.

J'ai fait faire de doubles boutons en
cuivre , séparés par une gorge profonde
et d'environ une ligne de large. Les boutons ont six lignes de diamètre : ils re-

çoivent à vis , dans leur centre , deux
tiges de cuivre longues de douze à quinze
lignes , dont l'une se termine en pointe
mousse et un peu courbée. L'autre tige
est droite et pointue : on ôte à volonté
cette dernière , pour visser à sa place un
anneau de cuivre. (*Voy. fig.* 2 et 3.)[1]

Les têtes des boutons et la tige à pointe
mousse doivent être enduites de cire à cacheter non fondue dans l'esprit de vin. Le
bout de la pointe reste à découvert d'environ un dixième de ligne. On fixe les
boutons par le moyen de deux bouton-
nières ouvertes dans un ruban de soie
blanche , représenté fig. 1.

On introduit dans les oreilles les tiges
à pointes courbes et enduites de cire à
cacheter , et on les y assujétit avec le
ruban qui , passant sous le menton ,
vient se nouer sur le haut de la tête. Il
convient d'envelopper toute la partie
chevelue avec une coiffe de taffetas ciré ,

---

[1] Je n'ai employé que des tiges droites , mais il
vaut mieux courber celles qui entrent dans les
oreilles , à cause de l'obliquité du conduit auditif.

pour empêcher la dissipation du fluide électrique qui se fait toujours abondamment par la pointe des cheveux. On a représenté dans la fig. 6 une tête avec cette coiffe.

Dans les premières séances je n'ai armé de tiges que l'oreille gauche. Maurice étant sur l'isoloir, je lui ai fait porter dans le fond de la bouche, vis-à-vis le pavillon de la trompe d'eustache gauche, un tube de verre dans lequel passe un fil de laiton qui se termine en pointe à une ligne de l'extrémité du tube. L'autre bout du fil de laiton excède le tube, et est tourné en anneau où s'attache un fil d'or cousu dans un ruban de soie, et qui communique avec le principal conducteur.

Au moyen de cet appareil, le fluide électrique enfile la trompe d'eustache, la caisse du tambour, et sort par la tige extérieure du bouton. Si on tient près de la pointe de cette tige une autre pointe mousse, le courant devient sensible par un jet lumineux en zig-zag, qui est plus ou moins long, selon la force de l'élec-

L 4

tricité et l'intervalle qu'on met entre les pointes. (*Voyez fig. 4.*) Ce courant excite dans l'oreille un trémoussement qui n'a rien d'incommode, et qui sollicite doucement cet organe à des secrétions plus abondantes.

Dans certains cas on ôte la tige extérieure pour mettre à sa place un anneau ou une boule de cuivre; alors, en approchant de l'anneau ou de la boule un excitateur, on tire des étincelles plus ou moins fortes, en raison de la force de l'électricité ou du temps qu'on met entre chaque étincelle. Ce procédé plus brusque donne des secousses plus fortes, et affecte quelquefois douloureusement l'oreille : c'est à l'électricien d'en modérer la force. Il ne doit pas perdre de vue ce principe fondamental de la médecine électrique, qu'on ne doit jamais heurter la sensibilité du malade, sur-tout dans les parties délicates.

Du 4 germinal.

Maurice a été électrisée pour la pre-

mière fois pendant une demi-heure, par
le courant électrique et sans étincelles:
Passé le premier moment de surprise,
elle s'est prêtée de bonne grâce à une opération que j'avois faite d'abord sur moi-
même en sa présence. J'en ai toujours
agi de la sorte pour les nouveaux procédés
dont je me suis servi, afin de prévenir
les craintes qu'elle en auroit pu concevoir, et dont beaucoup de personnes plus
âgées et plus instruites, ont souvent peine
à se défendre.

Du 5, une séance.

Maurice a été électrisée ce matin pendant une demi-heure. Son père qui est
venu à la séance, m'a dit qu'elle lui avoit
raconté la scène du violon chez madame
Narp, et qu'elle avoit fort bien entendu
le son de cet instrument.

OBSERVATION.

J'ai reconnu plusieurs inconvéniens

dans l'usage du tube de verre, servant à isoler le conducteur qui doit porter directement le fluide électrique à la trompe d'eustache. 1°. La chaleur que le tube contracte dans le fond de la bouche, suffit quelquefois pour y occasionner des fêlures. 2°. La salivation qu'excite le courant électrique, oblige de retirer souvent le tube de la bouche pour cracher : alors le contact de l'air extérieur fait fendre le verre, ou augmente les fêlures qui y sont. 3°. Le tube introduit de nouveau dans la bouche, donne passage par les fentes au fluide électrique, qui cause des picotemens désagréables à la langue et au palais. 4°. Il auroit fallu changer de tube tous les jours; j'ai mieux aimé changer l'appareil, et voici comment.

J'ai enduit le fil de laiton de cire d'Espagne non fondue dans l'esprit de vin, jusqu'à un dixième de ligne de son extrémité, et j'ai recouvert cet enduit avec un cordonnet de soie blanche bien serré. Le conducteur se trouve ainsi beaucoup mieux isolé qu'avec le tube de verre qui, outre

les inconvéniens ci-dessus , a celui de se
couvrir d'humidité en dedans et en dehors,
ce qui rend bientôt l'isolement nul.

6 et 7 , une séance chaque jour.

Electrisée par le courant et par étincelles ; quoiqu'elles soient très-foibles ,
Maurice a quelquefois de la peine à les
supporter.

OBSERVATION.

La difficulté de tenir le conducteur
placé dans la bouche , dans une direction
constante vers la trompe d'eustache , et
par conséquent de faire passer constamment le fluide électrique à travers l'oreille,
m'a fait abandonner ce second procédé.

Du 8 , une séance.

Au lieu de placer le conducteur dans
la bouche , on l'a assujéti dans l'oreille
droite. J'ai électrisé par étincelles tirées

de l'oreille gauche. Elles ont été douloureuses, quoique foibles. La droite n'en a
pas été affectée.

9 et 10 , une séance chaque jour.

OBSERVATION

J'ai abandonné tout-à-fait l'usage du
nouveau conducteur, 1°. par les raisons
déduites aux articles 6 et 7 ; 2°. parce
qu'en le plaçant dans l'oreille, il faut l'y
maintenir avec la main, et que cette atti-
tude est fatigante. Pour électriser commo-
dément les deux oreilles à-la-fois, je les
ai armées chacune d'un double bouton,
dont l'un est garni extérieurement d'une
pointe, et l'autre d'un anneau auquel est
attaché un fil d'or qui communique avec
le principal conducteur. (*Voyez fig.* 5).

J'ai électrisé d'abord par courant avec
les pointes, ensuite par étincelles, avec
l'anneau et l'excitateur. Maurice a été
plus sensible que de coutume aux étincelles ; elle s'y est même refusée plusieurs

fois. Cependant elle a repris courage, et les a supportées avec beaucoup de résignation. Jusqu'à présent l'électricité n'a rien produit.[1]

Du 11, deux séances.

Electrisée un quart d'heure avec les

[1] Depuis le traitement j'ai imaginé un autre appareil plus commode pour électriser à-la-fois et également les deux oreilles. Il consiste dans un fil de laiton préparé comme celui décrit dans la séance du 5, avec cette différence que l'une des extrémités du fil se partage en deux branches qui s'écartent et se courbent légèrement en arc. (*Voyez fig.* 7). Il faut armer les deux oreilles de leurs boutons garnis des tiges extérieures. On introduira dans la bouche le fil dont les branches se dirigeront de chaque côté vers les trompes, et qui communiquera par l'autre bout avec le principal conducteur. (*Voyez l'appareil en situatiou, fig.* 8).

Le fluide électrique sortira en souffle par l'extrémité des tiges, auxquelles on substituera des anneaux pour tirer des étincelles. On se servira à cet effet d'un excitateur brisé et à manches de verre, dont on portera les boules alternativement et sans interruption sur les anneaux.

pointes par courant, et un quart d'heure avec l'anneau par étincelles, qui ont été sensibles au point de faire couler les larmes ; j'en ai modéré aussitôt la force.

Hier au soir l'oreille gauche commença à fournir plus de cérumen qu'à l'ordinaire. Il y en avoit beaucoup ce matin dans les deux oreilles. La secrétion est plus abondante du côté droit et a mauvaise odeur.

Dans la seconde séance à quatre heures du soir, l'électricité étoit foible, et cependant la secrétion du cérumen a été très-abondante.

Du 22, une séance.

Les oreilles n'ont point rendu hier. Ce matin pendant l'électrisation , grande abondance de cérumen , sur-tout dans l'oreille droite.

J'ai parlé d'un ton de voix ordinaire dans les deux oreilles avec le cornet acoustique ; Maurice a fort bien entendu des deux côtés. Avant le traitement elle n'entendoit pas de l'oreille droite, et il

falloit corner très-fort dans la gauche
pour qu'elle entendît.

13 et 14, une séance chaque jour.

Electrisée à l'ordinaire. Cérumen plus
abondant pendant l'électrisation.

15, une séance.

La séance ordinaire finie, j'ai donné
de légères commotions qui n'ont causé
aucune douleur.

J'ai versé dans les oreilles quelques
gouttes d'huile de camomille phosphorisée,
au lieu d'essence de térébenthine dont on
s'est servi jusqu'à ce jour.

16 et 17, trois séances.

Electrisée à l'ordinaire. Commotions
plus fortes. Il y en a une qui s'est faite
sentir au sommet de la tête, et j'ai
cessé.

Dans la seconde séance du 17, l'oreille

droite, a été sensible pour la première
fois aux étincelles tirées de l'oreille
gauche.

Du 18 , deux séances.

Les commotions plus douloureuses dans
la séance du soir , on fait verser des larmes ; j'ai cessé aussitôt.

19 , deux séances.

Electrisée à l'ordinaire. Les commotions
deviennent chaque jour plus incommodes ,
et j'ai été contraint dans la séance du
soir d'en diminuer le nombre.

J'ai commencé aujourd'hui à faire la
décharge par l'oreille droite, qui ressent
plus vivement de jour en jour les étincelles tirées de l'oreille gauche.

Du 20.

Point de séance.

Du 21 , deux séances.

Electricité foible. J'ai donné un plus
grand

grand nombre de commotions qui n'ont pas été incommodes. A la fin de la première séance, les deux oreilles ont rendu une humeur liquide de couleur brune.

Dans la séance du soir, l'oreille droite sentoit les étincelles qui partoient de la gauche. Les commotions causoient des démengeaisons. Il sembloit à Maurice qu'on lui perçoit les oreilles avec une vrille ; elles n'ont rien rendu.

Du 22, deux séances.

Les commotions plus sensibles dans la séance du soir que dans celle du matin. Les oreilles ne rendent plus. Il paroît que les injections ne font plus rien.

Du 23, deux séances.

Electricité foible. Commotions plus sensibles le soir que le matin.

Du 24, deux séances.

L'oreille droite qui dans le commen-

M

cement étoit insensible , ne peut plus supporter les étincelles ; et Maurice qui demandoit qu'on en tirât de cette oreille
pour soulager l'autre , s'y prête aujour-
d'hui avec peine , et pour quelques minutes seulement. Les commotions ont été
très-sensibles ce matin. Le soir Maurice
n'en a pu supporter que cinq. Elle dé-
signe toujours que la douleur est semblable à celle que feroit une vrille dont
on lui perceroit les oreilles.

Du 25 , deux séances.

Maurice a mieux soutenu les commotions dans la séance du matin ; mais celles
du soir , quoique plus foibles , lui ont été
insupportables : il a fallu y renoncer.
Elle a senti dans l'oreille droite une douleur vive qui s'est prolongée sous la ma-
choire inférieure et vers le gosier.

Du 26 , deux séances.

L'électricité manquoit à chaque instant.

Cependant l'oreille droite ne pouvoit plus souffrir les étincelles.

Du 27, deux séances.

L'oreille gauche étant en communication avec le conducteur, j'ai tiré des étincelles de la droite, qui les a supportées difficilement. Ensuite j'ai tiré des étincelles du principal conducteur, qui d'abord ont fait peu de sensation sur l'oreille gauche, et l'ont ensuite affectée douloureusement.

Commotions nombreuses, mais foibles, ont été bien soutenues.

Du 28, deux séances.

Forte électricité le matin. Commotions foibles qui ont provoqué une abondante secrétion de cérumen.

L'après-midi, ouragan, pluie, électricité foible. Je l'ai ranimée en saupoudrant les coussins avec du lycopode.

Du 29 , deux séances.

Electricité foible et changeante. Maurice n'a pu supporter le soir que quelques étincelles. Elle a demandé le cornet acoustique ; elle a bien entendu les mots : *papa*, *maman*, et elle a marqué avec ses doitgs le nombre des syllabes. On eût dit qu'elle connoissoit , jusqu'à un certain point , la valeur de ces mots , parce qu'elle a appliqué celui de maman à sa mère , et à moi celui de papa. Mais cette application étoit fortuite , et purement machinale ; où, comment auroit-elle appris la valeur de sons qu'elle entendoit pour la première fois.

Du 30 , deux séances.

Electricité foible. J'ai répété ce matin la leçon du cornet. Maurice a très-bien entendu les mots et marqué le nombre des syllabes ; mais elle en a mal fait l'application. Comme il s'agit ici premièrement de la faire entendre avant de la

faire parler, le principal objet est rempli
jusqu'à un certain point : s'il s'achève
complétement , l'intelligence et la parole
suivront de près.

Du 1er. floréal, deux séances.

Les étincelles très-incommodes , ont
excité une forte transpiration. Les commotions légères , et pourtant douloureuses : elles effrayoient la malade ; je les
ai supprimées aussitôt.

Du 2, deux séances.

Les étincelles supportables le matin ,
très-incommodes le soir. Les commotions
légères et toujours effrayantes.

*Des 3, 4, 5 et 6, une séance chaque
jour.*

Les étincelles toujours fort incommodes
les deux premiers jours. Plus supportables les deux derniers.

Du 7 , une séance.

Les oreilles toujours fort sensibles aux étincelles , sur-tout aux commotions.

Du 8 , deux séances.

Sensibilité ordinaire des oreilles. On a répété l'expérience des pincettes. Maurice qui le 4 ventôse , n'avoit rien entendu ni senti , quoiqu'on eût frappé fort sur les branches , a très-bien entendu quand je les ai frappées légèrement avec une clef. J'ai frappé une seconde fois fortement ; elle a fait un mouvement des yeux pour marquer que le bruit l'étourdissoit.

Sa mère m'a dit que la veille au soir, le frère et la sœur de Maurice étant à deux pas d'elle , l'appeloient un peu haut, et plusieurs fois de suite par son nom ; elle les entendoit , s'impatientoit des répétitions , et dès qu'ils avoient parlé , elle leur donnoit des tapes aussi promptes que la parole.

Des 9 et 10, deux séances.

Les oreilles deviennent chaque jour plus sensibles.

Du 11, deux séances.

Maurice a senti ce matin des douleurs dans les reins, qui l'ont obligée de descendre deux fois de l'isoloir. Après-midi, il y avoit du gonflement et de la rougeur à l'entrée du conduit auditif de l'oreille gauche, et la sensibilité étoit si grande, qu'elle n'a pu supporter les étincelles ; pendant l'électrisation la malade bâilloit, étendoit les bras et paroissoit fatiguée. Les douleurs de reins ont continué.

Du 12, deux séances.

Il y a une légère excoriation à l'orifice du conduit auditif de l'oreille gauche. La sensibilité est si grande dans les deux oreilles, qu'elles ne peuvent supporter les plus foibles étincelles. La malade a senti

M 4

dans la gauche des mouvemens semblables à de petits coups. Elle en sentit
hier plusieurs fois dans la journée. Pendant l'électrisation, elle a été incom-
modée de quelques bouffées de chaleur.

Dans la séance du soir, pendant qu'elle
étoit sur l'isoloir, on a fait du bruit dans
la chambre voisine, comme si quelqu'un
eût frappé sur une table. Elle a fait connoître que ce bruit l'affectoit ; je lui ai
demandé si c'étoit par les oreilles ou par
les pieds ; elle a porté la main sur la ré-
gion de l'estomac.

Maurice, que le bruit des pincettes
amuse, a voulu en faire une nouvelle
épreuve. Je les ai suspendues premièrement avec un fil de tresse d'or, ensuite
avec une menue ficelle. Le bruit qui dans
le premier cas est très-argentin, ne lui a
été sensible qu'en frappant les pincettes
avec force et vivacité. Il n'a fallu qu'un
léger coup de clef pour le lui faire entendre avec la ficelle. Il semble que l'effet
auroit dû être inverse.

Du 23, deux séances.

Le gonflement et la rougeur de l'oreille gauche, sont totalement dissipés. Il ne paroît aucune irritation dans la droite; la sensibilité est néanmoins très-grande.

Des 24, 25, 26, deux séances chaque jour.

L'oreille gauche un peu excoriée. Grande secrétion de cérumen. Les étincelles insupportables le matin; faciles à supporter le soir, quoique l'électricité fût très-forte le 16.

Des 27, 28, deux séances chaque jour.

Maurice supporte fort bien les étincelles. Le mal qu'elle ressentoit ces jours derniers, étoit causé par de légères excoriations dans le conduit auditif.

19, 20, 21, 22, deux séances chaque jour.

Maurice entend le mouvement de la montre par la bouche ; elle ne l'entendoit pas avant d'être électrisée.

Du 23, deux séances.

J'ai prononcé l'exclamation ah ! d'un ton un peu plus haut que la voix ordinaire, près des oreilles de Maurice et à travers sa coiffe ; elle m'a bien entendu des deux côtés.

24, 25, 26, une séance par jour.

Rien d'extraordinaire.

27, 28, deux séances par jour.

Après-midi pendant l'électrisation, Maurice a senti des battemens dans l'oreille droite. Après quelques battemens très-forts, je lui ai parlé un peu bas avec le cornet acoustique, elle m'a entendu des deux oreilles.

29 , 30 , deux séances par jour.

Rien d'extraordinaire ou de remarquable.

Du 1er. prairial, deux séances.

Je me suis servi jusqu'à présent pour donner les commotions, d'une petite bouteille contenant quatre onces d'eau commune. On la chargeoit le plus également possible par un nombre égal de tours de roue : mais comme il survient quelquefois des changemens subits et alternatifs dans l'éclat de l'électricité, soit par la température et l'humidité de l'air, soit par le cours des nuages ou par d'autres causes qui nous sont inconnues et qui apportent de l'intermittence dans les écoulemens électriques, ce moyen est très-fautif; en sorte que le même nombre de tours de roue change tantôt plus, tantôt

moins et rarement au même degré. Pour
éviter cet inconvénient qui inquiète toujours beaucoup les malades , j'ai employé
la jarre d'un conducteur de la machine
de Nairne , garni de son électromètre ;
alors tous les chocs ont été égaux et re-
glés sur la sensibilité du sujet. (*Voyez
fig. 6*).

Le père de Maurice a assisté à la séance
du matin. J'ai voulu lui faire voir que
sa fille entendoit le mouvement de la
montre par la bouche , et le bruit des
pincettes par les oreilles , quand on les
frappoit légérement. Mais elle n'a point entendu le premier, et pour l'autre, il a fallu
frapper fortement plusieurs coups sur les
pincettes pour qu'elle l'ait entendu. Ainsi
la sensibilité de l'ouïe est moins grande
dans certains temps que dans d'autres ;
ce qui peut venir du travail qui se fait
dans les oreilles par l'action des remèdes,
ou des agens extérieurs qui modifient de
tant de manières nos organes , principalement ceux qui sont mal disposés. J'ai
parlé modérément à l'oreille de Maurice et

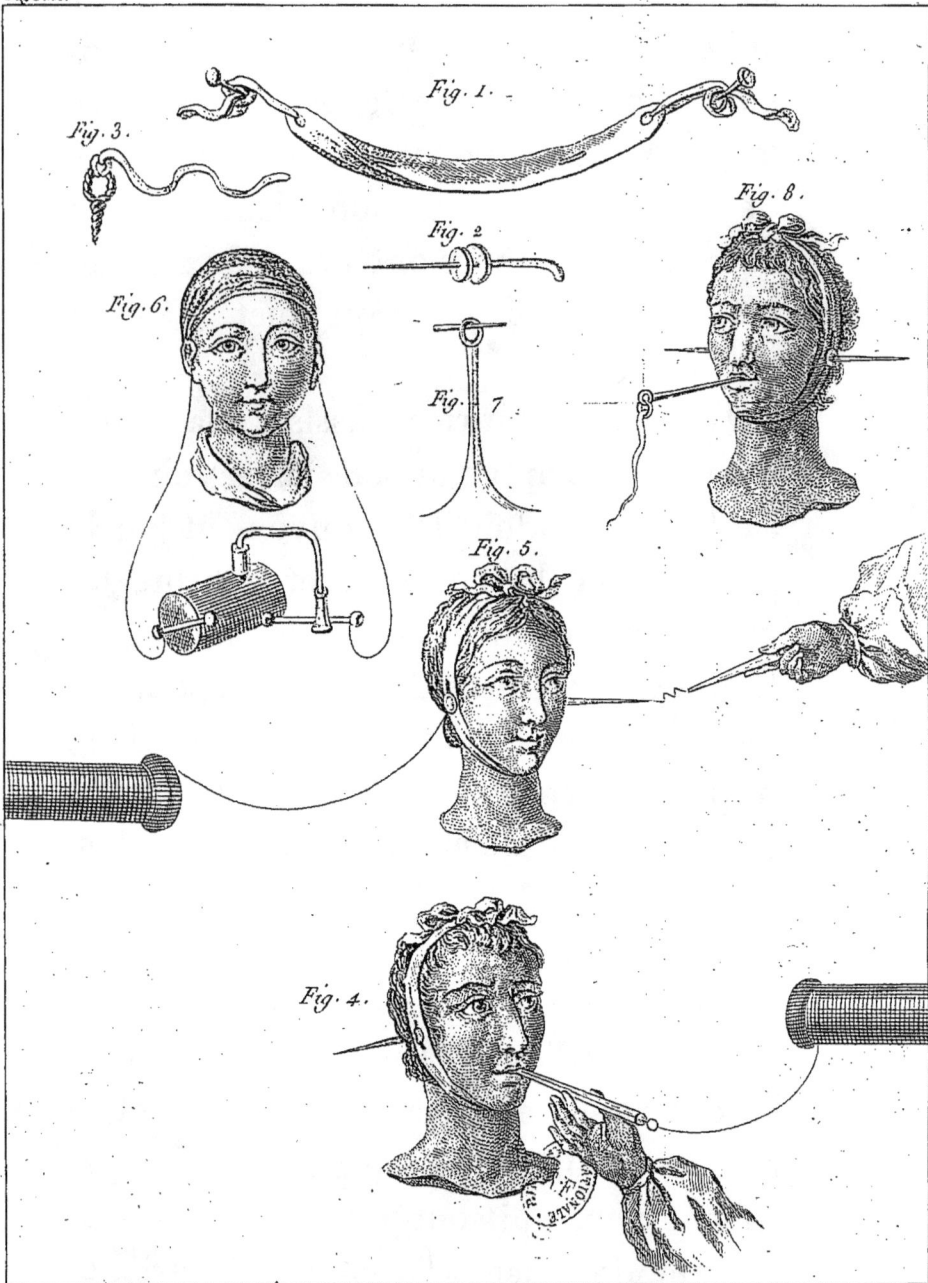

Fig. 1.

Fig. 3.

Fig. 8.

Fig. 6.

Fig. 2.

Fig. 7.

Fig. 5.

Fig. 4.

Gravé par Tardieu l'ainé, rue de Sorbonne, N.º 385.

près de sa coiffe. Elle m'a bien entendu.

2, 3, 4, 5, 6, 7, *deux séances par*
jour.

Rien de nouveau, sinon que Maurice éprouve de la lassitude dans les jambes. Les oreilles rendent quelquefois beaucoup de cérumen.

8, 9, 10, *deux séances par jour.*

Maurice a demandé à faire l'essai du cornet. Elle a entendu de l'oreille droite un ton plus bas que celui de la voix ordinaire. Cette oreille n'entendoit rien d'abord quand on y cornoit fortement. J'ai porté dans l'oreille gauche un son fort qui a comme étourdi Maurice et lui a fait cligner les yeux plusieurs fois.

Quoique les commotions soient plus égales et moins incommodes depuis l'usage de l'électromètre, elles deviennent quelquefois douloureuses par une plus grande sensibilité des oreilles. J'ai trouvé le moyen d'écarter ce nouvel inconvé-

nient : il suffit d'approcher la boule de
l'électromètre à une demi-ligne de celle
du conducteur. Le fluide qui passe à la
surface externe est repris au même instant par l'électromètre. Les étincelles par-
tent continuellement de l'un à l'autre, et
se font sentir par trépidation dans les
deux oreilles sans commotion, tant que
l'appareil reste dans cette situation. Mais
pour peu que la boule de l'électromètre s'écarte de la boule du conducteur,
comme cela arrive quand le premier n'est
pas établi solidement, la bouteille se
charge et la commotion a lieu. Il ne faut
qu'un peu d'attention pour prévenir cet
accident. On peut s'en fier à Maurice ;
comme elle y a été prise plusieurs fois,
c'est elle qui place l'électromètre et qui
l'observe soigneusement pour empêcher
ses écarts.

J'ai observé plusieurs fois que la commotion se faisoit sentir en partie au sommet de la tête, et que le mouvement de
trépidation dont je viens de parler affectoit les sourcils. Ces effets appartien-

nent vraisemblablement à l'explosion la-
térale qui se fait dans la décharge de
la bouteille de Leyde. Quelquefois aussi
quand Maurice est sur l'isoloir, les étincelles qu'on tire des oreilles, piquent la
langue : cela arrive quand la langue dans
ses mouvemens fait solution de conti-
nuité avec le pavillon des trompes.

i i , i 2 , i 3 , deux séances par jour.

Le cérumen est beaucoup plus abondant depuis que le trémoussement causé
par le passage continuel des étincelles a
remplacé les commotions.

Maurice aime à chanter ; elle m'a ré-
galé ces jours-ci de plusieurs airs de sa
façon : il y en a d'un mouvement vif et
gai; d'autres sont plus lents, et la chan-
teuse donne à tous par ses regards, ses
gestes , ses mouvemens de tête une expression si neuve et en même temps si
naturelle, qu'on voit, à n'en pouvoir
douter, qu'elle est sensible aux effets de
l'harmonie. Très-certainement ces effets

s'engendrent et s'accomplissent dans le cerveau, sans la participation de l'ouïe. Il y a donc chez l'homme en général un sens interne pour les sons indépendans de l'action des corps sonores sur ses oreilles. Cette observation que j'ai eu lieu de faire pour le laboureur Braud, qui varie les inflexions de voix, suivant les passions qui l'agitent et qu'il veut exciter chez les autres, mérite bien d'être approfondie.

24, 25, 26, deux séances par jour.

Le cérumen toujours très - abondant par l'effet du mouvement de trépidation que produit le passage continuel des étincelles.

27, 28, 29, deux séances par jour.

Depuis les dernières séances, les oreilles rendent une humeur fluide de couleur brune, claire qui, déposée sur le papier, ne s'y dessèche point comme le cérumen,

rumen ; mais le pénètre et y laisse une teinte légère. Pour m'assurer si cette humeur n'est point la liqueur même de l'injection qui se colore par son séjour dans l'oreille, j'ai fait cesser l'injection : l'humeur a reparu le lendemain matin , et plus abondamment dans l'après - midi , quoique les oreilles eussent été bien nettoyées auparavant. C'est donc une véritable secrétion qui ne peut être que très-favorable pour le dégagement des oreilles.

Du 20 , une séance.

Rien de remarquable que la secrétion de l'humeur ci-dessus.

21 , 22 , 23 , 24 , deux séances par jour.

L'humeur des oreilles toujours fort abondante.

Le 21 , Maurice passant avec sa mère dans une rue où deux ivrognes qui se tenoient sous le bras s'en alloient chantant,

N

elle témoigna qu'elle les entendoit. Mais chose étonnante ! il fit le soir beaucoup de tonnerre, et elle ne l'entendit pas. La veille elle n'avoit pas entendu le canon qui tira toute la journée pour la fête de la Vengeance, quoiqu'elle entende le ton ordinaire de la voix près de ses oreilles.

25, 26, 27, 28, deux séances par jour.

Les oreilles rendent beaucoup. Elles sont si sensibles, qu'elles n'ont pu supporter la moindre étincelle.

Du 29, une séance.

Même abondance d'humeur, même sensibilité.

Du 30, deux séances dernières.

Même état que la veille.

Maurice a demandé le cornet ; j'ai corné fort, comme dans les premiers essais où elle n'entendoit rien de l'oreille droite ; cette fois - ci, elle en a été blessée par un ébranlement considérable dans toute la tête; ensuite j'ai corné plus bas que le son de voix ordinaire; elle m'a bien entendu.

Ce traitement que je n'ai pu continuer, peut se partager en deux époques. Dans la première qui a commencé le 22 frimaire an 7, et fini le 4 germinal, on a employé les bains de vapeurs, les injections de différentes qualités, et le camphre en substance [1]. Durant cette époque, Maurice a passé d'un état de surdité complète à la faculté d'entendre le son du violon et de marquer la mesure. Dans la seconde, depuis le 4 germinal jusqu'au 30 prairial, on a joint l'électricité aux injections. Les secrétions et la sensibilité des oreilles ont augmenté au point que le dernier jour, Maurice n'a

---

[1] Le citoyen d'Arcet, professeur de chymie au collége de France et membre de l'Institut national, à qui j'ai communiqué ce Mémoire, pense qu'on doit employer pour les injections du fiel de poisson et principalement celui de brochet délayé dans de l'eau.

pu supporter le bruit du cornet qu'elle n'entendoit pas avant d'être électrisée.

C'est une observation constante que tous les physiciens électrisans ont pu faire comme moi, que la guérison approche quand les malades ne peuvent plus supporter l'électricité.

Six mois de traitement et ne pas entendre comme tout le monde! voilà bien du temps de perdu, diront certaines gens qui ne font point de miracles, et qui voudroient qu'on en fît. Mais ceux plus instruits qui réfléchiront sur la difficulté de l'entreprise; ceux qui savent que la nature marche et ne court pas; que tout s'y prépare et que ses mouvemens les plus subits en apparence viennent souvent de loin; ceux-là, dis-je, seront plus circonspects et s'étonneront du chemin que l'art lui a fait faire en si peu de temps dans une route toute nouvelle. Ils seront peut-être encore plus surpris en apprenant par combien de considérations auxquelles il m'a fallu céder, sa marche a été rallentie.

Qu'on se mette à ma place. Sans appui
que la confiance de Maurice et de ses
parens, à qui j'avois promis de ne rien
hasarder qui pût nuire le moins du monde
à son tempérament ; en présence du
public, juge toujours sévère et souvent
injuste, qui pouvoit me taxer de témérité
ou de folie, j'étois retenu à chaque instant par la crainte de manquer à mes
engagemens, et de m'attirer des reproches dont l'amertume m'eût été plus sup-
portable que le chagrin de les avoir mé-
rités.

D'un autre côté, Maurice apprend le
métier de lingère ; elle va à ses journées :
c'étoit nuire à son avancement et à ses
petits intérêts que de la détourner de
son travail. Il falloit que sa mère déro-
bât aux soins de son ménage un temps
d'autant plus précieux, que la distance
entre nos demeures est grande ; et malgré l'exactitude scrupuleuse de cette
digne mère, à qui je suis bien aise de
donner ici l'éloge qu'elle mérite ; de si
grands sacrifices pour des personnes de

leur état étoient souvent perdus, faute
d'électricité, la plus capricieuse de toutes les opérations physiques, comme
la plus sujette à des causes perturbatrices qu'il n'est pas toujours au pouvoir du physicien de faire cesser par les
meilleurs procédés connus. Il auroit fallu
avoir sans cesse le sujet à sa disposition,
afin de profiter des momens favorables
de multiplier et prolonger à volonté les
séances.

J'ajouterai à ces considérations ma
franchise envers les parens de Maurice.
Je ne leur avois point promis la guérison
de leur fille ; je leur avois seulement fait
entendre qu'il étoit possible de guérir
cette infirmité dans plusieurs de ceux qui
en sont atteints, et que s'ils vouloient en
faire l'essai, nous réussirions peut-être.
Je n'ai donc surpris en rien leur crédu-
lité. Avec des moyens pécuniaires que je
n'ai plus, et le privilége de faire ce qu'on
appelle en médecine des essais, deux
conditions nécessaires pour avancer vers
la guérison, qui sait si Maurice n'en se-

roit pas aujourd'hui bien près ? et si la
puberté qui s'annonce chez elle, ne pourroit pas dans une double crise, la donner
toute entière à la société ? On sait quels
prodiges le travail de la puberté opère
quelquefois dans le sexe. On sait aussi
combien l'électricité a d'empire sur cette
infirmité nécessaire, qu'elle aide si mer-
veilleusement dans ses premières appa-
ritions, et dont elle répare avec tant
de succès, les désordres que son absence
et l'irrégularité de son cours rendent souvent si fâcheux. Des secours aussi puis-
sans auroient pu conduire l'entreprise à
sa perfection.

Maurice m'aimoit ; j'en peux faire l'a-
veu sans compromettre sa réputation. En
affligeant ses oreilles, je savois l'attirer
par d'autres sens. Un jour c'étoit des
friandises ; le lendemain quelque joujou.
D'autres fois le petit sauteur, la danse des
pantins, une bougie allumée par l'étincelle électrique, et d'autres expériences
qui l'amusoient beaucoup, et qu'elle répétoit avec autant d'adresse que de suc-

cès. Tantôt je laissois , comme par mé-
garde, quelque machine à l'écart. Maurice aux yeux de lynx et curieuse à l'excès, les appercevoit d'abord. Elle s'en
emparoit malgré les défenses de sa mère ,
parce qu'elle savoit mon penchant à satisfaire sa curiosité, et que d'un regard
elle en obtenoit l'aveu. Dans l'examen
qu'elle faisoit de ces machines, il n'est
pas aisé de dire ce qui surprenoit davantage de la sagacité de son esprit , ou de
la dextérité de ses doigts. Toujours oc-
cupée de l'espoir d'entendre, elle rappor-
toit ces nouveaux objets à l'unique objet
de ses vœux, s'imaginant que tout étoit
pour ses oreilles. Mais quand je l'avois
détrompée, après quelques marques de
regret, elle revenoit gaîment à l'appareil
électrique. Cette petite bouteille dont les
mouvemens brusques ne lui plaisoient
guère, elle menaçoit en riant de la briser,
et à l'instant même elle se soumettoit à
l'opération.

Si une commotion douloureuse lui ar-
rachoit des larmes, ce qui n'est arrivé

que deux fois par des circonstances que
je n'avois pas prévues, elle étendoit tristement les bras vers sa mère, qui cherchoit à soutenir son courage; mais plus
touché qu'elle-même de cet accident, je
serrois affectueusement entre mes mains
ses mains tremblantes; et faisant prompte
justice de mon imprévoyance, je deve-
nois en finissant la séance, le consola-
teur du mal que je lui avois causé; ainsi
peine et plaisir, tout étoit commun entre
nous. Ce doux commerce recevoit encore
de nouveaux charmes par les petits présens qu'on se faisoit de part et d'autre,
et pour lesquels Maurice n'étoit jamais
en reste. Allois-je la voir chez sa mère,
je n'en revenois pas sans une fleur qu'elle
avoit cueillie. Etoit-ce la saison des fruits,
elle m'en apportoit les prémices. Aimables dons de la nature, rendus plus tou-
chans par la reconnoissance, l'ingénuité,
la candeur de celle qui les offroit.

O vous! dont l'ame fatiguée des événemens d'une longue vie et du fardeau
de la révolution, cherche à se reposer

dans les affections douces et secourables,
dites si je ne devais pas aussi aimer Maurice ; si dans l'espoir d'une régénération
possible, je n'aspirois pas légitimement
aux droits d'une seconde paternité. Oui,
témoin chaque jour des prédilections de
sa mère, et travaillant de concert avec
elle pour réparer chez cette enfant le tort
de la nature, je la regardois en quelque
sorte comme ma fille. Que cette illusion
a peu duré ! Maurice alla passer quelques
semaines à la campagne ; et à son retour,
le malheur m'avoit séparé d'elle.

Quelle que doive être sa destinée, il res-
tera toujours pour constant que Maurice
David n'entendoit absolument rien le
22 frimaire an 7 ; que le 15 nivôse suivant, elle entendit pour la première
fois le son du violon ; que le 4 germinal,
cette perception étoit si claire, qu'elle
marquoit la mesure avec la tête, et qu'au
bout de six mois, elle entendoit près de
ses oreilles et à travers sa coiffe, le ton
ordinaire de la voix.

Si malgré mon peu de lumières, et

les obstacles qui ont entravé mes opérations dans une entreprise que je crois
nouvelle, j'ai obtenu en si peu de temps
et sur un seul individu de pareils succès, que ne devroit-on pas attendre d'un
établissement national où des hommes,
qu'une profonde érudition et une expérience consommée dans l'art de guérir,
ont en quelque sorte initiés aux mys-
tères de la nature, travailleroient libre-
ment sur un grand nombre d'individus
à-la-fois, et aussi long-temps qu'ils juge-
roient convenable pour la réussite de
leurs travaux ? Puissent les gouvernemens prendre en considération ce foible
essai que je dépose sur l'antique autel de
la patrie et de l'humanité !

Certificat des père et mère de MAURICE DAVID.

PAR-DEVANT les Notaires du département de la Loire - Inférieure, à la résidence de Nantes, soussignés,

Ont comparu le citoyen RENÉ DAVID, fabricant de cotonnade, et la citoyenne MAURICETTE MAINGUET, son épouse, qu'il autorise, demeurant à Nantes, rue Saint-Donatien, n°. 8, section 5e.

Lesquels, après avoir pris connoissance du résumé du traitement fait à MAURICE ou MAURICETTE DAVID leur fille, Sourde-Muette de naissance, âgée de 15 ans, par URBAIN-RENÉ-THOMAS LE BOUVYER DESMORTIERS, depuis le 22 frimaire an 7 jusqu'au 30 prairial suivant, et dont le détail va suivre, déclarent que cet exposé est dans la plus exacte vérité.

Résumé du traitement fait à Maurice David, Sourde - Muette de naissance, extrait d'un Ouvrage intitulé : *Considé-*

rations sur les Sourds-Muets de nais-
sance.

Le traitement peut être divisé en deux
époques ; la première depuis le 22 frimaire an 7 jusqu'au 4 germinal suivant,
durant lequel on a employé des bains de
vapeur et des injections.

La seconde, depuis le 4 germinal jusqu'au 30 prairial, où l'on a employé conjointement les injections et l'électricité.

Première Epoque.

Le 22 frimaire Maurice entendoit un
peu de l'oreille gauche, lorsqu'on parloit
très - haut, avec le cornet acoustique,
placé dans le conduit auditif ; l'oreille
droite étoit entièrement paralysée ; Maurice n'entendoit point par la bouche le
mouvement d'une montre, dont elle ser-
roit l'anneau entre les dents.

Pendant les quinze premiers jours du
traitement, il survient des maux de tête,
de l'engorgement et de la douleur dans
les glandes du cou, de l'inflammation à
l'oreille gauche, qui rend une humeur

blanche sans odeur. La malade crache une matière purulente et fétide; elle en rend une abondante et sans odeur par le nez. Des enfans du voisinage crient derrière elle ; Maurice témoigne de la surprise et porte la main à l'oreille gauche.

Le froid, qui étoit alors excessif, fait suspendre les remèdes jusqu'au 18.

Du 18 nivôse au 8 pluviôse l'humeur de l'oreille gauche continue de couler; des battemens semblables à de petits coups de marteaux s'y font sentir; les lèvres et le nez sont toujours enflés, mais beaucoup moins qu'auparavant.

Le 15 Maurice va au bal et entend le violon. L'oreille droite est toujours paralytique.

Le 4 ventôse, Maurice n'entend point le bruit des pincettes suspendues à ses oreilles.

Le 4 germinal elle entend le violon. On fait semblant de jouer, en remuant les doigts et tirant l'archet au - dessus des cordes; elle fait signe qu'on ne joue pas;

on recommence à jouer et elle bat la mesure avec la tête. Sa mère, en nettoyant
des souliers, frappe les semelles l'une
contre l'autre Maurice, qui est à l'extrémité de la chambre, le dos tourné
contre le bruit, l'entend et se retourne
aussitôt.

Seconde Epoque.

Le 4 germinal commence le traitement
électrique.

Le 10, l'humeur cérumineuse est très
abondante.

Le 11, les deux oreilles en sont remplies : celle de la droite a une odeur fétide.

Le 12, Maurice entend des deux oreilles
avec le cornet acoustique, quoiqu'on
parle du ton de voix ordinaire : l'oreille
droite acquiert chaque jour plus de sensibilité.

Le 17, elle a senti par cette oreille les
étincelles qu'on tiroit de la gauche.

Le 19, la sensibilité est encore plus
grande.

Le 25, l'oreille droite ne peut plus

supporter les étincelles : une douleur vive s'y fait sentir, se prolonge dans la mâchoire inférieure et dans le gosier.

Le 29, Maurice entend les mots papa, maman, et compte sur ses doigts le nombre de syllabes.

Le 8 floréal, elle entend le bruit des pincettes qu'on frappe légèrement. Ce bruit l'incommode quand on frappe avec force. Son frère et sa sœur s'amusent à l'appeler continuellement ; cela l'impatiente, et elle les frappe aussi vîte que la parole.

Le 12, les oreilles sont si sensibles, qu'elles ne peuvent plus supporter les moindres étincelles. La secrétion cérumineuse est toujours abondante.

Le 19, Maurice entend pour la première fois le mouvement de la montre par la bouche.

Le 27, des battemens très - forts se manifestent dans l'oreille droite : on parle assez bas avec le cornet acoustique, Maurice entend des deux oreilles.

Le 1er. prairial, Maurice entend la
voix

voix humaine près de son oreille et à travers sa coiffe. Depuis ce jour jusqu'au 24 l'humeur cérumineuse abonde. Maurice entend deux ivrognes qui chantent dans la rue.

Le 30, elle demande l'essai du cornet; un ton de voix fort lui cause un ébranlement considérable dans la tête. Elle entend le ton plus foible que la voix ordinaire.

Lecture de nouveau donnée par les notaires soussignés, au citoyen David et à son épouse, de tout ce que dessus, ils ont déclaré que ce résumé de traitement est conforme à toute la suite de l'opération à laquelle ils n'ont cessé d'assister.

Fait à Nantes, en l'étude où le citoyen David a signé, et son épouse a déclaré ne le savoir faire, de ce enquise; le 30 nivôse de l'an 8 de la République Française, une et indivisible.

La minute est signée René David, des notaires soussignés, et est demeurée à Guillet, l'un d'eux. Enregistrée à

O

Nantes, le 9 pluviôse an 8, par Michel
Fidière, qui a reçu 1 franc 10 centimes.
Le mot cérumineuse retouché, ap-
prouvé.

BERTRAND, GUILLET.

———————

LE 15 nivôse dernier, six mois et demi
après le traitement, j'allai chez Maurice
pour reconnoître l'état de ses oreilles.
Elle étoit alors dans la rue, et m'ayant
apperçu de loin, elle rentra aussitôt dans
la maison. Soit que ma présence inopinée
fît sur elle une impression extraordinaire,
soit par l'effet de toute autre circons-
tance, je la trouvai presqu'aussi sourde
que le premier jour qu'elle avoit commencé les remèdes. Quoique sa nouvelle
surdité fût une preuve incontestable de
l'efficacité des remèdes sur l'ancienne, et
du préjudice qu'avoit causé leur interruption, on sent bien qu'il eût été plus
satisfaisant pour moi de la retrouver dans
l'état où je l'avois laissée. Le lendemain,
Maurice vint dîner chez moi: je répétai

devant son père et sa mère et plusieurs
autres personnes, les expériences de la
veille ; je tirai des sons d'un violon : elle
entendit tout, excepté le cornet acoustique qu'elle n'entendit point par la bouche,
et le mouvement de ma montre qu'elle
n'entendit ni par la bouche, ni par les
oreilles, qui en général avoient perdu
de leur sensibilité sur tous les tons. Cependant au milieu du dîner, dans un
moment où les convives parloient tous à-
la-fois ; Maurice fit signe qu'elle les entendoit. Je lui conseillai de nouvelles injections jusqu'au jour également désiré
de tous, où je pourrai reprendre le traitement électrique.

CORRESPONDANCE

AVEC UNE SOURDE-MUETTE.

Nantes, 21 nivôse an 7.

MADEMOISELLE,

On m'a dit que vous étiez Sourde-Muette de naissance, et que vous aviez reçu une éducation suffisante pour communiquer vos pensées par écrit, et faire vous-même vos affaires. Ce n'est point, mademoiselle, par un pur motif de curiosité, mais par le besoin de m'éclairer sur l'état des personnes qui naissent privées de l'ouïe et de la parole, et par le désir sincère de leur être utile, que je vous prie de répondre aux questions suivantes. J'espère de votre honnêteté et de votre amour pour vos semblables, que vous ne me refuserez pas cette grâce. Ma re-

connoissance -égalera le respec avec lequel j'ai l'honneur d'être,

Mademoiselle, etc.

QUESTIONS.

PREMIÈRE QUESTION. Etes-vous également
ment sourde des deux oreilles ?

IIᵉ. QUEST. Avez-vous fait des remèdes
pour vous guérir de la surdité ? quels
sont ces remèdes ? combien de temps
les avez-vous faits ? et quel effet ont-ils
produit ?

IIIᵉ. QUEST. Avez-vous été instruite par
l'abbé de l'Epée ? Combien de temps
avez-vous été à son école ?

IVᵉ. QUEST. Quand on remue les lèvres,
comprenez-vous quelque chose à leur
mouvement ?

Vᵉ. QUEST. Avez-vous une idée de la parole ? Quelle est cette idée et comment
la concevez-vous ?

VIᵉ. QUEST. Avez-vous une idée du
bruit ?

O 3.

VIIe. QUEST. Le canon, le tambour, le roulement d'une voiture, font-ils sur vous quelqu'impression, quoique vous ne les voyiez pas ?

VIIIe. QUEST. Sentez-vous le train d'un cheval et la marche d'une personne derrière vous ?

IXe. QUEST. Si ces choses font impression sur vous, comment et dans quelle partie du corps cette impression se fait-elle sentir ?

X^e. QUEST. Etes-vous sensible à l'effet du tonnerre ? quelle impression fait-il sur vous ? où se fait-elle sentir ?

XIe. QUEST. Avez-vous une idée de Dieu, de l'ame et de l'immortalité ?

XIIe. QUEST. Comment ces idées sont-elles entrées dans votre esprit ?

XIIIe. QUEST. Avez-vous pensé en voyant le ciel qu'il y a un Etre-Suprême ? ou bien ce spectacle ne vous a-t-il causé aucun sentiment d'admiration ?

RÉPONSE

AUX QUESTIONS PRÉCÉDENTES.

A Rennes, le 25 janvier 1799 (vieux style).

JE n'aurois pas, monsieur, tant tardé
de répondre à la lettre que vous m'avez
fait l'honneur de m'écrire, sans un fort
rhume que j'ai eu, qui m'a empêché de
m'appliquer à rien. Je vais vous donner
avec plaisir les éclaircissemens que vous
me demandez.

Ce n'est pas feu M. l'abbé de l'Epée
qui m'a appris la langue ; c'est un autre
monsieur, nommé M. de Fontenay, né
Sourd-Muet, et élève d'un juif espagnol.
J'ai été instruite par lui pendant un an
et demi chez ma tante.

Avant de commencer avec mon maître,
ma tante me montroit de temps en temps
l'alphabet et les noms des objets : à l'âge
de dix ans, je ne m'y appliquois presque
pas. J'ai appris à treize ans passés avec
mon maître premièrement, les lettres,

O 4

ensuite les noms des objets et des bêtes.
Puis il me montroit les figures de la Bible
et des livres, avec leurs noms. Quand je
sus bien, il m'apprit la grammaire française; il me la fit copier, l'apprendre par
cœur et la répéter par écrit, ainsi que le
catéchisme. Quand il me trouva assez
habile, il me donna des conversations,
ensuite des livres amusans, puis l'ancien
et le nouveau Testament, et les livres du
Magasin des Adolescens, ou Dialogues
d'une Sage Gouvernante avec ses Elèves
de la première distinction, le Manuel de
la Jeunesse et le Bouquet de la Mission.
Je n'ai lu que quelques endroits de ces
volumes, *par paresse.*

Quand je ne comprenois pas les mots,
je cherchois l'explication dans le Dictionnaire français. Je demandois souvent
aux personnes, sur-tout à ma tante, la
signification, quand je ne comprenois
pas bien ce qu'on m'écrivoit et ce que
cela vouloit dire.

Je retiens les mots après les avoir lus
une, deux ou trois fois. Le ciel m'a donné

une vive intelligence, de la mémoire et des dispositions. Il y a plusieurs Sourds-Muets qui en ont comme moi, et peut-être plus que moi, qui savent en peu de temps lire. Il y en a d'autres qui n'en ont pas, et qui ont appris six à huit ans, parce qu'ils ne sont pas fort intelligens; et si je l'avois fait trois ou quatre ans avec mon maître, je serois plus habile.

Je causois souvent par écrit avec ma tante et mes amies. J'ai écrit mes pensées; je faisois des brouillons de lettres, on les corrigeoit. Je rectifiois peu-à-peu mes fautes. J'envoyois très - souvent mes lettres sans qu'on les eût corrigées.

Dans le commencement, on m'apprenoit les mots de DIEU [1], de Jésus-Christ, du Saint-Esprit, de la Sainte-Trinité, de Marie, des Anges, Diables, papa, maman, frère, sœur, bonjour, bonsoir, comment vous portez-vous ? Je suis bien

---

[1] Le mot Dieu répété plusieurs fois dans ces lettres, est toujours écrit en majuscules. C'est ainsi que le grand Newton marquoit en écrivant son respect pour la divinité.

aise de vous voir ; je vous aime, etc.
Après, ceux du pain, du vin, etc. : on
me les répétoit pendant plusieurs jours.
Quand on me voyoit les bien retenir, on
me montroit les phrases plus étendues et
plus difficiles.. Je lisois souvent les livres
aisés, des lettres et billets.

Avant d'être instruite, c'est-à-dire,
avant de savoir lire,.ma tante et ma
gouvernante me disoient par signes, à
six ans, que le roi du ciel étoit plus
beau et plus grand que le roi de la terre
que je voyois ; que celui du ciel étoit
éternel, et qu'il ne meurt jamais ; qu'il
étoit seul maître et créateur du ciel, de
la terre et du monde, et qu'il s'appeloit
Dieu. Je le respectois et l'aimois. Elles
me disoient aussi que si j'étois méchante,
j'irois au feu qui ne s'éteindroit jamais ;
je le croyois et le craignois. Quand je
mentois, on me disoit que c'étoit un grand
mal, et que Dieu seroit fâché contre moi.
*Je m'affligeois, j'évitois depuis le men-
songe.* Quand on me corrigeoit une fois,
je ne commettois plus la même faute,

par la crainte d'aller en enfer et de fâ-
cher DIEU et ma tante [1].

Quant à la question que vous me faites
sur la vue du ciel et sur la parole, je
pensois dans le principe, c'est - à - dire
dans ma plus grande enfance, que le soleil étoit un être supérieur anx autres,
et que la lune étoit une femme souve-
raine : c'étoit la logique de mes sens. *Je
n'avois d'autre idée de la parole, que
parce que je voyois que les autres s'entendoient entr'eux, qu'ils n'avoient pas
besoin de signes, et par là je conçus
qu'ils jouissoient d'une faculté que je
n'avois pas.*

Oui, tout ce qui est nouveau et beau,
me cause de l'admiration, ainsi que des
sentimens de plaisir et de joie. *J'ai de
l'amour pour la vertu.* J'ai toujours aimé
la beauté des divertissemens, promenades, plaisirs et jeux dès mon enfance,

[1] Philosophes de 93, votre savant athéisme feroit-
il ce que fait ici, selon vous, notre superstitieuse
ignorance ? Répondez.

quoique sourde. *J'aime beauc·o·otototoup n*
parens comme le reste des enfamunununs.

Quand on me disoit par signes s·s·s·s de g
der un secret, je le comprenois ·e·e·e et je
gardois ; et que le soleil étoit d·d·d·d·d·dü fe
cela m'étonnoit et je le croyois. (((*Quai*
je voyois quelques choses , je réfféféféfléchi
sois et je jugeois [1]. Je pensois que·e·le·le·le l'Etr
Suprême étoit grand et puissant, ·e·e·e·et qu
faisoit bien toutes sortes de cho·s·s·s·s·s·s ,
j'admirois cela. Je disois que j'avoi·s·is·is·is·is env
de le voir ; on me répondoit par ·s·s·s signe
qu'il faudroit mourir pour le voir. ·J·J·J·J·J'alloi
plusieurs fois à Versailles , je vo·y·y·y·y·yois l
roi et la puissance qui l'environno·i·i·i·i·it. O
n'eut pas de peine à me faire co·i·c·c·c·cacevoi
que l'Etre qui est au-dessus de nou·s·is·is·is·is étoi
encore bien plus grand. Un sig·i·e·i·e·i·e m
faisoit entendre que le premier mo·ur·ur·ur·urroi
et l'autre non : de là, l'idée de la di·vi·vi·vi·vi·vinité,

Je n'ai eu d'abord d'autre idée d·d·d·d de la
mort et de l'immortalité , que *par· la·la·la·la vue*

[1] Pourquoi le Sourd-Muet de Chartres n'a·ua·ua·ua·uaroit-
il pas réfléchi, jugé et pensé à l'occasion des ch·ch·ch·ch·choses
qu'il voyoit ?

de différens animaux que je voyois périr. On me fit entendre par signes, que
Dieu n'éprouvoit jamais cet état. De là,
successivement on m'apprit que mon
ame jouissoit du même privilége, et qu'il
resteroit quelque chose de moi après ma
mort. Le signe d'être jetée au feu quand
j'avois mal fait, ce que je connoissois au
visage de ceux qui me soignoient, me
donna l'idée du juste et de l'injuste. *Je
n'aimois jamais le mal, ni à faire tort* [1].
Avant de savoir cela, on me demandoit
si je voulois voir tuer un animal, *je
criois que non*. Je pleurois quand je
voyois par hasard tuer un oiseau, et
un chien mort. A cinq ou six ans, quand
on battoit un enfant, et quand on grondoit ma tante, je l'empêchois avec des
cris et vivacité.

Lorsque je voyois avant cinq ans passer

[1] Voilà une disposition naturelle qu'on peut
appeler vertu, par opposition à celle de faire le
mal qui est un vice : l'une et l'autre se trouvent
chez les Sourds - Muets comme chez les autres
hommes.

les hommes enchaînés, *j'en étois émue de compassion.* Je demandois à ma bonne, pourquoi cela ? Elle me répondoit que c'étoit qu'ils voloient de l'argent, et qu'on alloit les pendre. Cela me faisoit bien de l'impression. On vouloit me mener les voir pendre ; je répondois *vivement* que non, que je n'aimois point à voir mourir mes semblables. Je sentois que cela leur feroit du mal ; cela me faisoit de la peine. Je blâmois une fille qui suivoit les voleurs pour les voir supplicier. J'ai eu une idée que c'étoit une cruauté et l'effet d'un mauvais cœur ; j'en ai eu aussi une de la dureté *pour tout ce qui n'est pas tendre, ni sensible, ni mou ;* de la sévérité pour tout ce qui n'est pas bon ni doux ; et du danger quand je voyois un chat noyé et un homme blessé dans un fossé ; je craignois et n'aimois point la mort. J'ai eu souvent des idées ; il me seroit difficile de vous en faire un détail. Elles étoient plusieurs fois bonnes et justes. Je retiens et vois mieux que les autres, à ce qu'on m'a assuré : j'ose vous le dire.

Je racontois à ma tante ce que je voyois aux promenades et dans les maisons. Quand on me disoit que j'étois méchante et entêtée, cela me donnoit de la honte, et je me cachois. Je rougissois *des sottises* qu'on me disoit. Je comprenois et devinois souvent ce qu'on pensoit, désiroit, disoit et vouloit dire. Je m'impatientois quand je voyois qu'on se moquoit de moi, et qu'on me trompoit. Je ne croyois pas *depuis* toujours à ce qu'on me disoit ; je m'en défiois. Je n'aimois pas qu'on me flattât pour me tromper. Je suis née sensible, vive et douée de sentimens, quoique sourde de naissance. Pardon.

Quand je sus lire, je compris plus facilement et plus vîte ce que c'étoit que Dieu, l'ame immortelle, et aux autres choses. Je commençois à comprendre un peu les mouvemens des lèvres. Je le fais davantage depuis. Je prononce assez bien quelques mots, comme je veux, sans qu'on m'apprenne. Il y a des Sourds qui font l'un et l'autre mieux que moi, parce qu'on leur a montré à les prononcer avec beaucoup de peine.

J'ai l'oreille gauche plus sourde que l'autre ; je vois moins de l'œil gauche que de l'autre.

Au commencement de mon traitement, j'avois environ seize ans, ou avant dix-sept ans, j'entendois beaucoup mieux ; mais depuis ma petite vérole, j'ai resté presque tout-à-fait Sourde. J'entends cependant un peu les différens sons de la musique, près de mon oreille, quand ils sont forts. J'entends aussi un peu le tonnerre quand il est très-fort, ainsi que les grosses cloches, canons, fusils et tambours. Ces trois derniers font plus d'impression sur moi, soit commotion ou autrement.

Quant à mes sensations physiques, j'entends le roulement des voitures dans les rues pavées. Pour les marches des personnes, et le remuement des chaises, tables, etc., dans les chambres, parquets de bois, je ne les entends pas par mes oreilles, mais je les sens par mes pieds, *estomac et poitrine,* quand cela se fait rudement

rudement et fortement ; et pour le train d'un cheval, je ne l'entends, ni ne le sens pas non plus sur les pavés. Les bruits clairs et forts, je les entends un peu de l'oreille. Je ne les sens pas dans mon corps ; et ceux confus me font impression sur les pieds, jambes, *sur-tout à l'estomac :* pas sur les oreilles ni à la tête.

J'ignore quels sont les remèdes que j'ai pris avant dix-sept ans. On mettoit des liqueurs dans mes oreilles ; on me faisoit prendre des tisanes amères et fortes pour guérir ma surdité. Je les abandonnai lorsque la petite vérole me prit ; ensuite on me mena en Bretagne.

Je n'oublie presque jamais ce que j'ai vu et lu ; je m'en occupe avec plaisir. Cela me divertit quand les choses sont bonnes et agréables ; cela me chagrine quand elles sont mauvaises et tristes. Je me rappelle ce que je faisois et ce qui se passoit, *depuis l'âge de trois ans jusqu'à présent.*

Je devine les traits des histoires, lorsqu'on représente dans le théâtre, dans les proverbes. Comme j'ai lu quelques

P

histoires, cela me fait mieux comprendre
ce que je vois ; cela m'amuse. Je le ferois
davantage si j'entendois. Je ressens du
plaisir et de la joie en voyant les belles et curieuses choses, et les petits spectacles ; en
apprenant les nouvelles et aventures, je
méprise celles qui sont laides et bêtes.

La raison vient aux Sourds plus tard
qu'à ceux qui entendent. Si j'avois entendu, j'aurois été peut-être raisonnable
de meilleure heure.

Je sais l'alphabet manuel, ainsi que
celui des écoliers. Le premier est plus
commode, plus court et plus joli. Ce
n'est pas la même chose ; nous nous parlons sur les doigts sans écrire, en travaillant, en marchant dans les promenades et
dans les rues, sans qu'on s'en apperçoive ;
je copie ce qu'on me dit sur les doigts. J'é-
cris couramment, vîte et sans faire attention. J'aimerois mieux être bien disgrâcié
de la nature, et entendre et parler. Je sens
combien il est agréable d'entendre ; c'est
une grande et continuelle privation pour
moi de ne pouvoir pas prendre part aux

conversations. J'ai toujours eu le plus
grand désir de jouir de mes oreilles
comme les autres.

Il faudroit faire venir de Paris le catéchisme des Sourds-Muets, de feu l'abbé
de l'Epée ; son successeur s'appelle l'abbé
Sicard ; ainsi que l'Institution des Sourds-
Muets, par la voie des signes méthodiques. Je n'ai pas appris avec cela. Si je
le faisois, je saurois peut-être beaucoup
plus de choses. Il n'y en a pas à Rennes :
je pense que Nantes en est privé aussi
comme ici. On les trouve à Paris, chez
Nyon l'aîné, libraire, rue Jean de Beau-
vais, vis-à-vis le collège ; et le Catéchisme,
à l'Institution nationale des Sourds-
Muets, près l'Arsenal, à Paris.

Il est important de savoir l'Alphabet
manuel : on l'apprend aisément dans un
ou deux jours. Je désirerois vous le
montrer, ou à une personne de votre
confiance, qui viendra dans notre ville.

Le Magasin des Enfans seroit bon pour
la première fois ; après la Grammaire,
le Catéchisme.

J'ai quelques feuilles pour apprendre à parler aux Muets ; quand vous trouverez une occasion sûre qui se rendra à Rennes, et qui retournera à Nantes, je les donnerai pour vous les remettre.

Voilà l'exact exposé que vous désirez ; vous voudrez bien me pardonner les longues et ennuyeuses répétitions que contient mon épître. Puisque vous voulez connoître mes idées, sentimens et ma conduite, je désire que ce soit utile à l'instruction des enfans qui ont le même malheur que moi.

J'ai l'honneur d'être,

Monsieur,

Votre, etc.

Il y a eu cette nuit, avant 4 heures du matin, deux fortes secousses de tremblement de terre à Rennes ; j'ai été réveillée par cela. J'en ai eu peur. Plusieurs armoires, voitures, pots et autres choses ont été renversés. Une grosse pierre a tombé de notre maison dans le jardin ; j'ai été ébranlée comme si j'avois sauté.

Il y a deux cheminées *tombées* en entier, et beaucoup de pierres *tombées aussi* de quelques maisons. Les sentinelles ont vu le ciel en feu, la nuit dans les rues. Ils sont *tombés* sans connoissance.

Autre Lettre à la même.

Nantes, 18 pluviôse an 7.

MADEMOISELLE,

Je vous dois un million de remercîmens pour la complaisance que vous avez eue de répondre dans le plus grand détail à mes questions. Votre lettre inspire un intérêt vif et touchant, par les marques d'un esprit cultivé et le tableau d'une belle âme qui possède et chérit la vertu.

Si vous eussiez pu recevoir l'instruction que les nouvelles méthodes procurent aux Sourds-Muets, vous auriez fait des progrès proportionnés à votre intelligence, et surpassé de beaucoup vos compagnons d'infortune. Mais consolez-

P 3

vous , mademoiselle , je n'en ai vu aucun qui vous égale , malgré huit à dix années d'étude sous l'abbé de l'Epée ; et vous avez en vous-même un fond suffisant de connoissances , de morale et d'aménité , pour être l'ouvrière de votre propre bonheur , auquel je ne doute pas que vos parens et vos amis ne contribuent de tout leur pouvoir.

Je connois l'institution des Sourds-Muets , par les signes méthodiques , et j'attends que M. Sicard publie sa nouvelle méthode pour me la procurer. Je ne connois point l'Alphabet manuel qu'on avoit promis de me donner. Je vous remercie de votre bonne volonté à cet égard , ainsi que de vos feuilles pour instruire les Sourds-Muets.

Vous me marquez , mademoiselle , que vous faisiez des brouillons de lettres , qu'on les corrigeoit ; mais que vous les envoyiez très - souvent sans être corrigés. J'imagine qu'en effet vous n'avez plus besoin de maître , et que celle que vous m'avez fait l'honneur de m'écrire , est toute entière de vous.

Je vous prie de me dire combien il y
a de temps que vous avez eu la petite
vérole; à quel degré vous entendiez avant
de l'avoir eue, et si votre surdité, qui
est devenue plus grande par cette maladie, augmente avec l'âge. Puisque vous
entendez encore les différens tons de la
musique, lorsqu'ils sont forts et près de
votre oreille, vous deviez les entendre
avec un certain plaisir dans votre jeunesse.

J'ai l'honneur d'être, etc.

Réponse à la lettre précédente.

Rennes, le 29 pluviôse an 7 de la
république française.

J'AI reçu avec satisfaction votre lettre,
monsieur. Je vous remercie bien de ce
que vous me marquez d'honnête. Je suis
charmée que vous soyez content de mes
détails : ils ne sont pas très-intéressans.

P 4

Vous me paroissez désirer de savoir si la mienne est entière de moi. Oui, elle l'est de moi; mais on y a ajouté une ou deux choses de plus, parce que j'avois manqué de répondre à une de vos questions.

Il y a long-temps que je n'ai plus de maître. C'est par ma faute que je ne suis pas habile. Je suis fort paresseuse; je lis peu; je ne dessine presque plus. J'écris comme un enfant: je ne peux pas m'expliquer comme vous, monsieur, ne sachant pas grande chose. Vous savez que j'ai eu des maîtres *en peu* de temps; on m'a fait quitter trop tôt mes études avec eux, à cause de mes traitemens des oreilles, petite vérole et voyage de Bretugne. Ils sont à Paris: j'ignore depuis cinq ans où ils demeurent.

Je ne me souviens pas au juste le temps que j'ai eu la petite vérole: je l'ai euë quelques années avant la révolution; avant cela, et pendant mon opération, j'entendois mieux la musique. J'éprouvois beaucoup de plaisir en l'entendant;

je la trouvois agréable : je ne comprenois
point ce qu'elle a dit ; je ne l'entendois
que quelque temps , ainsi que le chant
des serins , coqs , dindons , etc. Je ne
les entends plus du tout depuis. J'oubliois de vous dire *qu'on a arraché quel-*
ques choses dans mes oreilles , qui me
faisoient grand mal. Ma maladie m'a
bien changée ; cela m'est égal pour la
figure : ce qui me fait de la peine, c'est
que je suis devenue plus sourde.

Je suis bien touchée de n'avoir pas vu
la personne qui m'a apporté votre réponse. J'étois à un petit bal avec ma sœur
aînée. On ne m'a averti de son arrivée
que lorsque nous avons rentré chez nous
la nuit ; mais ce M. étoit parti. J'aurois
eu du plaisir de causer avec lui. Il vous
diroit que j'écris moi-même et seule sans
l'aide de personne. Je lui aurois donné
ma réponse et les papiers pour l'instruction des Sourds. Si vous trouvez une occasion qui viendra à Rennes et qui retournera à Nantes.

Vous me parlez du mariage d'un sourd

avec une fille aussi sourde [1]. Je trouve
cela bien drôle. Il y a eu des messieurs
nés sourds à Paris, qui ont épousé des
demoiselles sans l'être, et des demoiselles
sourdes de naissance, mariées avec des
messieurs qui ne le sont pas; ils ont eu
des enfans qui entendent comme les autres.

Trois bons partis sans être sourds, et un
autre sourd-muet, m'ont demandé ma
main à quinze ans et à dix-sept ans, et j'ai
constamment refusé. Ma tante qui m'a pris,
à quatre ans de chez une femme *dont* j'ai été
en pension à deux ans jusqu'à quatre, m'a
conseillé, *sans badiner*, d'être femme
d'un de ces messieurs, vertueux et riche,
qui entend. Jamais je n'ai pu m'y résoudre : j'ai trop de répugnance pour cet
état. Je n'aimois, ni n'aime les hommes
pour eux, mais pour Dieu [2]. Il faut es-

[1] Des gens qui se disoient témoins oculaires,
attestoient le fait qui s'est trouvé faux: croyez donc
aux témoins oculaires.

[2] Riez, gens du monde : ce n'est pas là votre langage; c'est celui de la nature et de la vertu sans
fard qui en vaut bien un autre.

pérer que M.*** aura des enfans qui ne
seront pas sourds : je le désire sincère-
ment ; je serois très - affligée qu'ils *auroient* le même malheur que moi.

Je suis liée avec mon ami Z...H..,
jeune et aimable demoiselle , sans être
sourde et muette. Elle sait à merveille
mon Alphabet manuel : elle m'entend
mieux que personne , soit mes signes ,
soit mes doigts et jargons. Elle me parle
la nuit sans lumière, en tâtant mes mains:
je comprends , sans la voir, ce qu'elle
me dit ; elle comprend également ce que
je lui dis la nuit sans voir mes doigts [1].
C'est ma compagne de chambre : elle paroît m'aimer beaucoup; je la paye bien
du retour.

Cette lettre est toute entière de moi :
on n'y a rien ajouté ; je raye et efface
quelques phrases moi - même à ma volonté. On n'a corrigé que deux ou trois
lettres ou mots. Comme j'écris vite , sans

[1] M. Sicard et son élève Massieu s'entendent la
nuit avec le même langage. (*Discours préliminaire* , page lvj).

faire attention , ainsi je fais quelquefois
des fautes. On m'assuroit cependant qu'il
n'y a souvent point de fautes dans mes
lettres et billets ; mais j'en doute. Je vous
dis ce que je pense ; je vous le dis , pour
satisfaire votre désir de savoir.

J'ai l'honneur d'être, etc.

Je vous envoie la copie des papiers
par une occasion que je viens de trouver.
La personne qui vous les fera tenir me
connoît bien : je l'ai engagée à aller vous
voir.

J'ai oublié de mettre, pour éviter la
répétition, les mots *de pierres détachées* ;
J'avois mis *des pierres tombées.* Je ne
me le rappelai que quand ma lettre fût
partie , dont j'ai été fâchée. Je suis un
peu étourdie ou légère [1].

[1] Ceci a rapport au post-scriptum de la première
lettre , concernant le tremblement de terre , où le
mot *tombé* est répété plusieurs fois.

Autre lettre à la même.

Nantes, 2 fructidor an 7.

J'AI beaucoup tardé, mademoiselle, à vous remercier de votre dernière lettre et des papiers que vous m'avez envoyés pour l'instruction des Sourds - Muets: ce sont des extraits de la Méthode de l'abbé de l'Épée. Son successeur, M. Sicard, doit bientôt en donner une nouvelle, où les moyens d'instruction seront plus simples et par conséquent plus faciles. Vous ferez bien, mademoiselle, de vous en procurer un exemplaire. Quoique cette Méthode soit faite pour les commençans, elle ne laissera pas de vous être utile.

Ce que vous me marquez de votre amie Z...H.... m'a fait le plus grand plaisir. J'y vois que dans l'état de privation où vous êtes née, le ciel vous donne, ainsi qu'à vos semblables, des dédommagemens propres à l'adoucir par des

moyens de communication, qu'un tel état
pouvoit seul faire imaginer, et qui sont
également dignes de la bonté et de la
justice du Créateur.

Il y a bien d'autres choses dans vos
lettres qui m'ont inspiré de l'intérêt.
Vous y répondez victorieusement et sans
le savoir, aux reproches que M. Sicard
fait aux Sourds-Muets de naître absolument sans vertu, et de ressembler à la
brute avant d'avoir reçu quelqu'instruction. Je me propose de donner un Mémoire sur les Sourds-Muets. Permettez-
moi, mademoiselle, d'y faire usage de vos
lettres. Elles mettent dans un si beau jour
la sensibilité, les vertus naturelles de
votre ame, qu'en vous faisant chérir et
respecter de ceux qui les liront, elles seront en même temps une apologie nécessaire de ces êtres intéressans qu'on rabaisse
mal-à-propos au-dessous de la brute. Si
votre modestie me défendoit de vous
nommer, je me conformerois à vos ordres,
mais à regret; il y a beaucoup plus à gagner pour vous qu'à perdre dans cette

publicité. Si je fais imprimer mon Mémoire, j'aurai l'honneur de vous en envoyer un exemplaire. La personne que
vous aviez chargée de vos dépêches, me
les a fait parvenir par la petite poste.
J'aurois bien mieux aimé les tenir d'elle-
même.

Vous m'avez écrit, mademoiselle,
avec tant de franchise, que je crois devoir
en agir de même avec vous sur la teneur
de vos lettres. Permettez - moi de vous
dire qu'elles pèchent principalement par
la ponctuation, qui est toute en virgules;
on n'y trouve pas de points. Les virgules
sont faites pour séparer les différentes
parties des phrases, et les points sépa-
rent les phrases les unes des autres; ce
qui est absolument nécessaire pour l'intelligence du discours, et pour faciliter
la lecture. Le désir que vous avez d'apprendre me fait espérer que vous rece-
vrez en bonne part cette observation,
et l'assurance du respect, etc.

Réponse à la lettre précédente.

A Rennes, le 14 floréal an 7.

J'AI reçu votre lettre, monsieur, avec
autant de plaisir que de reconnoissance.
Je suis bien touchée de n'avoir pas pu y
répondre plutôt. Je suis fâchée de ce que
la personne à qui j'ai donné mes papiers
et réponse, ne vous les a pas remis elle-
même. Je l'ai cependant bien engagée à
vous aller voir : elle me la promis ; c'est
apparemment qu'elle n'a pas pu, ou
qu'elle n'a pas osé. J'ignore où elle des-
cend à Nantes.

Je vous remercie bien des choses
honnêtes et flatteuses que vous voulez
bien me dire, et de ce que vous m'avez
avertie des différentes fautes qui peuvent
m'échapper dans mes lettres ; j'y ferai
attention. Vous avez raison de me dire
que je désire d'apprendre, car cela est
vrai. Je ne sais pas grande chose, comme

je

je vous l'ai marqué, c'est ce qui fait que je voudrois étudier. Quand la nouvelle Méthode et les Moyens d'Instruction de l'abbé Sicard seront prêts, vous voudrez bien me le faire savoir, afin que je les achète. Celle de feu l'abbé de l'Epée me paroît difficile et embrouillée ; je ne l'ai point apprise.

Vous me surprenez, monsieur, en me disant que je répondois dans mes lettres victorieusement et sans le savoir, au reproche de l'abbé Sicard, aux Sourds-Muets de naître sans vertu ; je l'ai fait sans y penser. Je suis charmée que cela soit fait, puisque cela détruit les opinions, les jugemens injustes des hommes contre ces infortunés. Ils les croyent sans vertus, ni sentimens ; ils se trompent. Je vais vous citer un paysan Sourd-Muet et une paysanne dénuée de deux sens comme lui, qui ne savent point lire. L'un est âgé d'environ trente ans et l'autre de dix-neuf : ils n'ont jamais eu d'instruction ; mais ils se font parfaitement entendre par leur intelligence naturelle. Ils prient Dieu avec l'air

Q

dévot et recueilli. J'ai vu le premier
dans notre paroisse et non pas l'autre.
On vient de me parler de cette dernière :
on m'a dit que soir et matin elle ne manque jamais de se mettre à genoux, et
qu'elle a la plus grande attention à ne
pas se distraire. L'on peut juger que
dans ces démonstrations d'adorations,
elle suit ce qu'elle voit faire à ceux avec
qui elle est ; mais l'on a toujours remar-
qué, lorsqu'elle voyoit ses semblables
approcher de la sainte table, que jamais
elle n'en a suivi l'exemple : on m'a assuré
qu'elle est fort intelligente [1].

Je viens de donner à la personne qui
demeure auprès de cette fille, des moyens
faciles pour lui montrer à lire et à connoître sa religion. Elle est à sept lieues
d'ici. On va lui apprendre à écrire; j'es-

[1] Si cette fille suivoit machinalement et par imi-
tation seulement les pratiques religieuses, elle se
présenteroit comme les autres à la communion;
mais de s'en abstenir toujours, annonce chez elle un
sentiment de vénération profonde pour cette céré-
monie à laquelle elle ne se croit pas digne de parti-
ciper.

père qu'elle réussira : je le désire sincè-
rement. Pour le garçon , il est trop âgé ;
d'ailleurs il n'a pas voulu s'appliquer.
Son père a dit que cela seroit inutile ,
puisque je m'offrois à lui rendre service.
Vous pouvez mettre cela dans un mémoire.

Je vous suis fort obligée de ce que
vous voulez y mettre aussi quelque chose
de mes lettres : je vous prie en grâce
de ne point me nommer , cela n'est pas
utile. On devinera aisément, en vous li-
sant , que c'est moi : il n'est pas nécessaire qu'on entretienne le public de moi.
Vous pouvez citer les faits et taire le nom.
Je vous remercie de ce que vous voulez
bien m'en envoyer un exemplaire ; je se-
rai fort aise de le voir.

J'ai l'honneur d'être, etc.

P. S. Voilà les points presque faits ,
je crois. J'ai prié plusieurs personnes de
me dire comment il faut mettre les points ,
les phrases séparées ; elles m'ont répondu
qu'elles ne connoissent pas la ponctuation.

OBSERVATIONS.

La personne qui m'a écrit ces lettres m'ayant permis d'en faie usage, sans la nommer, j'en ai d'abord extrait quelques articles qui ont dû exciter l'intérêt et la curiosité du public. En lui donnant ici la correspondance entière, il me saura peut-être gré de mettre sous ses yeux un tableau de l'ame humaine aux portes de la vie, et se dérouant en quelque sorte d'elle-même sur la scène bruyante du monde, où elle ne rouve que le silence : tableau d'étude dans lequel l'observateur sans préjugés peut découvrir les premiers élémens du sentiment et de la pensée, et se former une idée juste de la moralité naturelle l'homme. Laissons donc le lecteur à ses méditations, pour nous occuper enore un moment de notre objet principal auquel ces lettres nous ramènent, le traitement curatif des Sourds-Muets.

On a pu remarquer que les Sourds-
Muets ne sont pas tous également Sourds,
et qu'il y en a chez qui la surdité augmente
par l'effet du temps, des maladies, des
remèdes mal administrés, ce qui forme
déjà un préjugé favorable pour la guérison de plusieurs d'entr'eux. Ainsi,
notre correspondante entendoit le chant
des serins et la musique qu'elle trouvoit
agréable, avant qu'on lui arrachât des
oreilles des choses qui lui faisoient grand
mal, et avant qu'elle eût eu la petite vérole. On a vu que l'aîné *Luco* entendoit,
il y a quelques années, la détente d'une
pendule qu'il n'entend plus. Maurice n'entendoit rien. Au bout de trois mois, par
le seul effet des bains de vapeurs et des
injections, elle a entendu le son du violon, et dans les trois mois suivans, ses
oreilles sont devenues beaucoup plus sensibles par l'électricité. N'est-il pas naturel de penser que si l'on eût administré
le même traitement à la personne de
Rennes, dans le temps qu'elle entendoit
le chant des serins et la musique, elle

Q 3

en eût retiré proportionnellement à son
état, les mêmes avantages que Maurice,
c'est-à-dire, qu'elle eût pu acquérir l'ouïe
assez parfaite pour trouver ensuite l'u-
sage de la parole? car il doit être plus facile de perfectionner une faculté qui existe,
que de donner celle qui n'est pas.

Il y a des Sourds par accident qui
sont plus Sourds que ceux de naissance,
puisque les premiers n'entendent aucun
son; et que parmi les autres, il s'en
trouve qui entendent le chant des oiseaux
et le son des instrumens. Si on parvenoit
par ma méthode ou toute autre meilleure,
à rendre les oreilles de ceux-ci plus sensibles, quand même elles ne le seroient
pas au ton ordinaire de la conversation,
ne pourroit-on pas alors leur apprendre
à parler? Au lieu d'oreilles sourdes, nous
n'aurions plus que des oreilles paresseu-
ses; et en élevant la voix au ton de leur
sensibilité, soit naturellement, soit avec
le cornet acoustique, on parviendroit sans
peine à leur faire entendre les mots; et de
l'ouïe à la prononciation, il n'y a pas loin.

QUESTIONS *faites par écrit à l'aîné* LUCO, *avec ses réponses, mises en regard par lui-même, après un mois de réflexion.*

N. B. On a conservé l'Orthographe de LUCO.

DEMANDES.	RÉPONSES.
I	I
Quand on remue les lèvres, que pensez-vous de ce mouvement ?	*Rien du tous.*
2	2
Avez-vous une idée de la parole ?	*Non, je n'vons pas une idée de la parole.*
3	3
Avez-vous une idée du bruit ?	*Non je n'vons pas une idée du bruit.*
4	4
Le canon, le tambour, le roulement d'une voiture font-ils sur vous quelque im-	*Non, je n' le canon, le tambour, le roulement pas d'une voiture font-ils sur vous quelque*

DEMANDES.	RÉPONSEESESES.
pression, quoique vous ne les voyiez pas?	impression, qquququoique vous ne les voyieieiez pas oui.
5	5
Sentez − vous un homme ou un cheval qui marchent derrière vous?	Non, je nantaananant pas une homme né urn in in che‑vaux marche deerleerlerrière moi.
6	6
Etes − vous sensible au tonnerre?	Non, je ne suiis is is pas sensible de l'ouie.
7	7
Si ces choses font impression sur vous, comment et dans quelle partie du corps cette impression se fait‑elle sentir?	Non, il n' me f. f. font aucune impressiom. n. n., et n' si fait sentit am an an au‑cun androit.
8	8
Avez-vous une idée de Dieu?	Oui, je une idididée de Dieu.

DEMANDES.	RÉPONSES.
9	**9**
L'idée de Dieu vous est-elle venue en contemplant la nature et les astres du firmament, ou bien l'avez-vous reçue de vos instituteurs ?	*Oui, l'idée de Dieu mes venue.*
10	**10**
Avez-vous une idée de la justice, et pouvez-vous m'en donner l'explication ?	*Oui, je une idée de l' justice.*
11	**11**
Avez-vous une idée de l'ame et qu'en pensez-vous ?	*Oui, je une idée de l'aime.*
12	**12**
Avez-vous une idée de l'immortalité ?	*Oui, je une idée de l'immortalité.*
13	**13**
Qu'entendez - vous	*Non, je n'entendez*

DEMANDES.	RÉPONSES.
par des idées métaphysiques ?	*Pas vous par des idées métaphysiques.*
14	**14**
Sentez - vous quelque différence dans vos oreilles par les changemens de temps ?	*Non, rien du tout.*
15	**15**
Quel effet avez - vous ressenti des injections dans vos oreilles ?	*Les mots que je ressantie sont depuis mes oreilles alle dans ma bouche.*
16	**16**
Avez - vous eu de grands maux de tête ?	*Oui, je u beaucoup de mot de tête.*
17	**17**
Combien ont-ils duré ?	*Deux jours de tant.*
18	**18**
Dans quel endroit sentiez-vous le mal et comment le sentiez-vous ?	*Je les santes dans ma tête, par des meaut de tête.*

Voilà les fruits de quatre ans d'éducation qui, comme on en peut juger, ne valent pas, à beaucoup près, les frais de culture. La jeune élève de l'abbé de l'Épée, dont j'ai parlé dans la troisième Partie, p. 149 et suiv. qui a reçu ses leçons est encore moins avancée. Mais tous deux ont des talens et du goût pour les arts. La fille dessine agréablement. Luco est un excellent tourneur, quoiqu'il n'ait fait que trois ans d'apprentissage. Il travaille très-proprement en meubles, et j'invite les personnes à qui son travail peut être utile, de l'encourager par une préférence que la situation naturelle de ce jeune homme, ses talens et ses bonnes mœurs sollicitent dans toutes les ames honnêtes et sensibles.

APPENDICE.

LE coryphée des Sourds-Muets , l'étonnant Massieu [1], vient d'écrire l'histoire de son enfance jusqu'à l'âge de quatorze ans , qu'il sortit de la maison paternelle pour aller à Bordeaux , où il trouva dans le citoyen Sicard , un instituteur et un second père. Massieu parle de son séjour en cette ville , de son arrivée à Paris et des pro-

[1] Massieu a rédigé l'histoire de son enfance pour remplir les vues du citoyen Jauffret qui la lui avoit demandée. C'est le 30 messidor an 6 que ce morceau a été écrit.

Il est d'autant plus fidèle , que Massieu , parlant au citoyen Jauffret , parloit à un de ses anciens amis. On demandoit à ce Sourd-Muet , à une séance publique , quelles sont les personnes pour lesquelles vous avez le plus d'affection? Il écrivit sur la planche noire devant cinq cents personnes : Ce sont mon véritable instituteur Sicard , le premier consul et mon ami Jauffret.

grès de son éducation. Il nous apprend
qu'un de ses camarades lui avoit dit, sur
la foi d'un médecin, que ceux qui s'étoient
toujours bien portés dans leur jeunesse,
mouroient de bonne heure. Comme Massieu n'a jamais été malade, il s'affligeoit
d'une chose à laquelle tout le monde porte
envie, et il comptoit sur une mort pré-
maturée, que la perte d'un frère et d'une
sœur, moissonnés dans leur première
maladie, lui faisoit envisager comme certaine. Occupé de cette fâcheuse idée, il
s'en attristoit quelquefois au point de
perdre courage, et d'abandonner le travail de son instruction, qu'il regardoit
comme inutile. Telle étoit encore sa chimère dans la séance publique du 30 pluviôse dernier, où l'on entendit avec tant
d'intérêt la lecture de son histoire. Une
personne qui assistoit à cette lecture crut
devoir entreprendre la guérison de Massieu, aussi malade d'esprit que sain de
corps. En conséquence, elle lui adressa,
le 5 germinal suivant, une lettre qui fut
lue dans la séance du même jour. Après

avoir exposé avec autant d'élégance que
de force les raisons capables de le ramener
à des idées plus, saines l'écrivain lui faisoit
des questions sur Dieu , sur l'ame , sur
la nature en général. Massieu dont on
venoit de lire pour la seconde fois l'histoire , répondit sur-le-champ à ces questions.

C'est cette histoire , cette lettre , ces
réponses que j'aurois voulu joindre à la
correspondance d'une Sourde-Muette ,
qui termine la troisième Partie de ce
Mémoire. En comparant ces différens
écrits , on y trouveroit la solution du problême sur l'état des Sourds-Muets de
naissance , avant qu'ils aient reçu aucune
instruction. Quand deux ames encore
vierges , et mises ainsi en présence l'une
de l'autre , se développent , sentent , pensent et s'expriment de la même manière ,
malgré la distance des lieux et l'intervalle
des temps , on doit reconnoître dans
cette conformité de sensations , d'idées
et d'expressions . le vrai cachet de la nature ; il faut abandonner les systèmes et

se rendre à l'évidence. Ces monumens
précieux pour l'histoire de l'espèce humaine paroîtront bientôt dans le premier
cahier des Mémoires de la Société des
observateurs de l'Homme. En attendant,
je vais présenter au public ce que ma mémoire m'en rappelle, et à-peu-près dans les
termes. Ce sera assez pour fixer son opinion.

Massieu, né de parens pauvres dans
les environs de Bordeaux, a passé son
enfance à garder des moutons. Il en
savoit le nombre, qu'il comptoit sur ses
doigts jusqu'à dix. La dixaine finie, il la
marquoit sur son bâton, et recommen-
çoit à compter.

Massieu voyoit les autres enfans aller
à l'école. Il avoit grande envie d'apprendre à lire et à écrire. Il pria son père
de l'envoyer chez le maître : son père le
refusa, en lui disant, par signes, que
cela étoit inutile, à cause de sa surdité.
Massieu lui faisoit signe de déboucher
ses oreilles comme on débouche une bouteille. Voyant qu'il ne pouvoit rien ob-

tenir de son père , il dérobe un livre et va de lui-même à l'école. Le maître l'en chasse impitoyablement. Massieu ressent une affliction profonde; il pleure amèrement; il ouvre son livre; il le dévore des yeux ; il en parcourt les pages en remuant les lèvres , comme s'il eût prononcé les mots; il veut les écrire et il ne trace que des caractères insignifians. Il étoit alors âgé de douze ans.

Massieu craignoit Dieu sans savoir ce qu'il commandoit ou défendoit. Son père lui en avoit donné l'idée en élevant les mains vers le ciel. Il lui faisoit entendre que les méchans seroient jetés dans le feu, et que Dieu le puniroit de mort, s'il faisoit du bruit dans l'église. Massieu *craignoit la mort*. Il ne savoit pas si le ciel étoit Dieu , ou s'il y avoit un autre être qui exerçât sa puissance; il l'appeloit l'être du ciel. En voyant semer et croître les différentes sortes de grains, il pensoit que l'être du ciel descendoit pendant la nuit sur la terre pour les en faire sortir, et qu'il les tiroit vers lui. Il

croyoit

croyoit que les animaux viennent comme les plantes.

Massieu avoit l'idée du bien et du mal. Un jour il mordit son frère à la main. Son père l'ayant battu, il jugea, par cette correction, qu'il avoit mal fait de mordre son frère. Une autre fois il vola des fruits, son père le battit encore et lui dit qu'il méritoit d'être pendu. Massieu jugea que c'étoit aussi un mal de voler ; il rendit les fruits ; alors son père le loua, lui fit des amitiés. Massieu jugea, que de restituer ce qu'il avoit volé, étoit un bien. *Le mépris qu'on lui témoignoit, lorsqu'il avoit fait une mauvaise action, l'empêchoit de faire mal à l'avenir.*

En voilà sans doute assez pour prouver que les Sourds-Muets non instruits, ont de la mémoire, de la morale, des idées de la vie et de la mort, et même celle d'un Etre-Suprême qui récompense les bons et punit les méchans. Ils ne raisonnent pas comme nous sur cet Etre incompréhensible, mais nous n'en savons pas plus qu'eux.

R.

Massieu dit que les signes manuels dont il
se servoit dans son enfance, étoient fort différens de ceux dont se servent les Sourds-
Muets instruits. Les signes de ceux-ci ne
sont donc pas les vrais signes naturels, ont
dit quelques censeurs. Il faut en convenir,
les Sourds-Muets instruits qui s'entendent
fort bien entr'eux, ne seroient pas également entendus par ceux qui n'ont reçu
aucune instruction. Toute méthode étant
l'ouvrage de l'art, il faut nécessairement
l'avoir apprise pour s'en servir; et comme
il n'est pas impossible d'exprimer les mêmes choses avec des signes différens, plusieurs instituteurs pourroient faire chacun
une méthode particulière pour ses élèves
qui s'entendroient fort bien entr'eux, et
qui ne s'entendroient pas avec les élèves
des autres instituteurs. Un simple changement dans les signes de l'alphabet
suffit pour cela. Que seroit-ce si on chan-
geoit ceux de la syntaxe ? Il n'y auroit
plus moyen de s'y reconnoître.

Mais, s'ensuit-il de ces observations
que la langue artificielle des signes soit

vicieuse en elle - même , parce qu'elle
ne rappelle pas les signes naturels ? Seroit-ce là un obstacle au moyen de communication générale qu'on voudroit établir entre les hommes sans le secours
de la parole ? Gardons = nous bien de le
croire avec ces censeurs inconsidérés.
Dans quelque langue que ce soit , parlée
ou gesticulée , la nature donne les signes
des passions. Le Sourd-Muet trouve de
lui-même avec la plus grande précision
dans la sienne , ceux des objets sensibles et
présens ; mais il n'y a qu'un instituteur
qui puisse former les signes de l'alphabet,
des mots, de la syntaxe , des abstractions,
des facultés intellectuelles , enfin de tout
ce qui compose le systême de son institution ; et si quelquefois , à force d'art et
de talent , il met son élève de moitié dans
l'invention de ces signes , ce n'est jamais
qu'à l'aide de ceux qu'il lui a d'abord appris , et par la voie simple , mais souvent pénible de l'analyse , qu'il y parvient.

Toute langue artificielle gesticulée ne

sépare donc pas les signes naturels des
signes d'institution ; car en l'apprenant,
le Sourd-Muet ne se dépouille ni de ses
passions, ni des sens qui le mettent en
rapport avec le spectacle de la nature ;
mais la sphère peu étendue de ses idées
ne comporte qu'un petit nombre de signes ; et quand Massieu nous dit que
ceux dont il se servoit dans son enfance,
étoient fort différens des signes dont il
se sert à présent, il fait moins la critique
de ceux-ci, qu'il ne trace la ligne de dé-
marcation entre la langue bornée de la
nature sa première institutrice, et la
langue trouvée par l'instituteur qui devient plus abondante et plus riche, à
mesure que l'intelligence des élèves se
développe et se perfectionne.

Si donc quelques détracteurs de ce bel
art si difficile à trouver, parce qu'il est
plus simple, cherchent dans les paroles
de Massieu des raisons pour le décrier,
où du moins pour affoiblir l'enthou-
siasme qu'il excite généralement, ils n'y
réussiront pas mieux que ces partisans

outrés qui voudroient répandre du ri-
dicule sur la tentative également intéressante de guérir la surdité naturelle.
Il n'y a , selon eux, qu'une tête mal faite
qui ait pu concevoir cette idée. D'autres , et ceux-là ne sont pas les moins
extravagans, laissent entrevoir des craintes pour le succès de cette même tentative qui paralyseroit , disent-ils , l'admirable instruction des Sourds-Muets, et
raviroit à l'instituteur jaloux les palmes
dont l'humanité reconnoissante a cou-
vert son front. Ah ! qu'ils le connoissent
peu , cet homme respectable , dont les
vertus modestes égalent les talens ! Lui!
jaloux du bien que l'on peut faire aux
hommes ! Mais pourquoi répondre à de
pareils déréglemens d'esprit ? Le nom de
Sicard , ses écrits , et Massieu, son plus
bel ouvrage , répondent à tout.

Quant à la possibilité de guérir la surdité naturelle, ceux qui la traitent de
chimère sur le titre seul de l'ouvrage et
avant de l'avoir lu , s'en rapporteront
peut-être au jugement d'un homme plus

éclairé , qui voit sans jalousie les concur-
rens dans l'art de secourir les Sourds-
Muets. Le citoyen Sicard écrivoit der-
nièrement à un homme en place : « C'est
» avec un très-grand plaisir que je dé-
» clare , que le citoyen le Bouvyer Des-
» mortiers peut être infiniment utile à
» la classe infortunée des Sourds-Muets
» de naissance , en procurant à ceux
» dont le tympan ne se trouve pas pa-
» ralysé , la faculté d'entendre , par des
» moyens ingénieux et savans , qu'il doit
» à des tâtonnemens heureux , à une
» patience d'observation admirable , et
» sur-tout à un amour de préférence que
» ce citoyen a toujours donné à la prati-
» que des connoissances qui ont le soula-
» gement de l'humanité souffrante pour
» objet ».

En cherchant à guérir la surdité de
naissance , je n'ai pas prétendu élever
autel contre autel dans le champ de la
célébrité ; je n'ai suivi qu'une impulsion
naturelle vers ceux en qui cette infirmité
se rencontre. La méthode que je publie

n'est pas une découverte, mais un essai ; et je ne la présente qu'avec cette circonspection qu'exigent les tentatives de ce genre et les égards dûs au jugement du public.

Si c'est quelque chose d'ouvrir une voie nouvelle pour le soulagement de l'humanité, on ne doit s'en applaudir qu'après avoir obtenu des succès. Bien convaincu que mes moyens n'égalent pas ma bonne volonté, et que d'autres peuvent faire mieux que moi, je dis avec franchise : « L'art d'instruire les Sourds-» Muets est fait et n'appartient pas à » tout le monde. Celui de les guérir » commence ; mais chacun peut s'en saisir » et le perfectionner. L'un veut du génie, » l'autre ne demande que de la pratique ». C'est pour moi un sentiment de conviction que j'ai tâché de rendre dans ces vers au citoyen Sicard :

Je voudrois comme vous réformer la nature.
    Mais jugez de mon embarras :
Je ne vais qu'à tâton dans cette nuit obscure,
    Et le feu du génie éclaire tous vos pas.

Tous deux de Prométhée admirant le chef-d'œuvre,
Même désir de gloire a su nous enflammer :
Mais pour pétrir l'argile, il ne faut qu'un manœuvre ;
Il faut un Dieu pour l'animer.

TABLE
DES MATIERES
Contenues dans cet Ouvrage.

Fin de la Table des Matières.

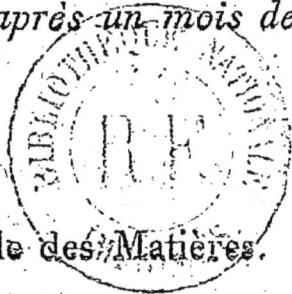

www.ingramcontent.com/pod-product-compliance
Lightning Source LLC
Chambersburg PA
CBHW060339200326
41519CB00011BA/1985